Karin Müller · Carola Lind

Wie Pferde ihre Menschen spiegeln

KOSMOS

Bildnachweis

16 Bildtafeln mit 36 Farbabbildungen von Olaf Bergmann, Engensen (S. 158 o.), Diemut Endl, Wien (S. 35 o.re.), Heike Erdmann, Wennigsen (S. 36 o.re., 140 u.re.), Bernt Horner, Tomelilla, (S. 158 u.li.), Jaqueline Kramer, Sulzbach (S. 175 o.li.), Silke Leiter, Wolkersdorf (S. 87 o.li.), Bärbel Mirke, Walscheid (S. 88 u.), Karin Müller, Wettmar (S. 17 o.li., 88 o.li., o.re., 176 u.re.), Marion Peggen, Wassenberg (S. 17 o.re.), Anneke Polenski, Berlin (S. 158 u.re.), Roman Pretory, Eichgraben (S. 36 o.li.), Bernd Schaden, Wien (S. 122 u.li.), Ina Schalles, Königslutter (S. 35 o.li.), Rosina Sonnenschmidt, Baden-Baden (S. 87 o.re.), Anja Spoo, Wilhelmshaven (S. 69 o.li.), Alice Stockinger, Breitenfurt (S. 17 u.li.), Anna Thor, Växjö (S. 18, 35 u., 36 u., 69 o.re.,u.li., u.re., 70, 121, 122 o., u.re., 139, 140 o., u.li., 157, 175 o.re., u., 176 o., u.li.), Sibylle Wiemer, Fintel (S. 87 u.), Lotta Zimmermann, Hannover (S. 17 u.re).

Impressum

Umschlag von eStudio Calamar unter Verwendung von 3 Farbfotos von Bernd Schaden (Hauptmotiv), Heike Erdmann (U4), Bernt Horner (Klappe)

Bibliografische Information Der Deutschen Bibliothek

Die Deutsche Bibliothek verzeichnet diese Publikation in der Deutschen Nationalbibliografie; detaillierte bibliografische Daten sind im Internet über http://dnb.ddb.de abrufbar.

Gedruckt auf chlorfrei gebleichtem Papier

ISBN 3-440-10103-7
Redaktion: Alexandra Haungs
Gestaltungskonzept: eStudio Calamar
Produktion: Kirsten Raue, Claudia Kupferer
Printed in Czech Republic / Imprimé en République Tchèque

Inhalt

In diesem Buch kommen die Pferde zu Wort. Damit Sie die Tierprotokolle und Erfahrungsberichte der Pferdebesitzer schneller finden, haben wir sie mit einem gekennzeichnet.

„Ganze Weltalter von Liebe werden notwendig sein, um den Tieren ihre Dienste an uns zu vergelten."

Christian Morgenstern

Unser drittes Buch: Durch Tierkommunikation zur Heilung finden

Noch ein Buch über Tierkommunikation? Haben eure beiden ersten Bücher „Der sechste Sinn – Zwiesprache mit Pferden" und „Gespräche mit Pferden – Erstaunliche Erfahrungen mit dem sechsten Sinn" denn nicht ausgereicht, um alles zu sagen?
Nein, nicht ganz. Da muss ich schmunzelnd an den Abschied vom Ressortleiter in meinem „vorigen" Leben als Redakteurin denken. Dass ich ging, um mich als Autorin selbstständig zu machen, nahm er zwischen Kopfschütteln und Augenzwinkern mit den Worten „Naja, Sie schreiben ja gerne lang" zur Kenntnis und wünschte mir Glück.
Nein, nicht ganz, auch in zweiter Hinsicht: Hier geht es nicht mehr „nur" um Tierkommunikation an sich, sondern um die Konsequenzen, die jeder tierwürdige und respektvolle Ansatz, mit unseren Mitgeschöpfen umzugehen, nach sich zieht.
Uns stellt sich oft und wird oft die Frage gestellt: Und was kommt jetzt? Nach der Kommunikation? Was soll ich tun als Pferdebesitzer, wenn ich Probleme entdeckt habe – wenn sie mir von meiner Stute übermittelt wurden oder mir selbst klar wurden? Wie kann ich Verstrickungen, Konflikte lösen? Wie geht es weiter, wenn mein Wallach mir sagt: Es liegt an dir? Wir haben ein Problem ...
Oft wird uns durch unser Tier ein Spiegel vorgehalten. Nicht nur unseres Verhaltens, sondern auch unseres Umgangs mit Krankheiten – letztlich sogar mit Tod. Unsere Tiere zwingen uns förmlich, uns mit uns selbst auseinander zu setzen – manchmal noch über den Tod hinaus.

Wenn wir uns dem stellen, hineinblicken, annehmen was uns daraus entgegenblickt, können wir viel lernen.
Manches wird uns erfreuen. Manches wird uns erschüttern, ängstigen, vielleicht sogar vorübergehend verzweifeln lassen.
Unser Pferd – unser Haustier – als Spiegel?
Das ist das Thema dieses, unseres dritten Buches.
Und wie ist es uns inzwischen ergangen? Carola und ich sind wieder einmal im Auf- und Umbruch begriffen.
Im Frühsommer 2004 habe ich angefangen, hier zwischen Hannover und Celle ein deutsches Equibalance-Zentrum aufzubauen. Einen Hof als Ort der Begegnung, des Austauschs, um zu lernen, zu leben, zu heilen, zu sein – und gerne sein zu dürfen. Wir haben die Stallungen des Eichenhofs umgebaut, Ausläufe geschaffen, die Halle renoviert und auch energetisch ist einiges passiert. Leben und Lachen füllt die Wände mit immer mehr lichter, positiver Energie und schallt über den Innenhof. Seminargäste auf zwei und vier Beinen kommen und gehen und kommen wieder, manche Vierbeiner sind als Pensionspferde eingezogen, andere ziehen als Urlaubsgäste oder auf der Durchreise weiter. Kürzlich durften wir hier Porkys dreißigsten Geburtstag feiern – ein kleines Wunder für meinen liebenswerten Trakehner, der schon vor zehn Jahren wegen Überdruss und Zeitmangel zum Schlachter gesollt hätte. Sunny und Lillepuss geht es ebenfalls (wieder) gut – und zwei Katzen, die ich aus dem Tierschutz vom Verein Katzenhilfe übernommen habe, tragen das ihre dazu bei. Meine kleine Carlotta wird immer größer, fegt wie ein erfrischender Wirbelwind um mich herum und ich staune über so viel Weisheit, Klugheit, Liebe und Wissen in diesem energiegeladenen Menschenkind.
Unser Hof ist ein Zentrum der Begegnung. Auch Carola ist oft hier, um Tiere physiotherapeutisch/energetisch zu behandeln, die teils von weither anreisen. Wir geben weiter regelmäßig

Kurse im In- und Ausland, allein und zusammen und auch andere Referenten leisten unseren Einladungen folge und helfen uns, Pferde und ihre Menschen in ihre Equi ... Balance zu bringen, Gleichgewicht und Harmonie zu schaffen, zu erhalten oder wiederzuerlangen.
Wir beide haben die Kinesiologie als zusätzliches Werkzeug in unsere Arbeit integriert. Dabei scheint sich herauszukristallisieren, dass Carolas Schwerpunkt wieder mehr auf der körperlich-energetischen Ebene (Touch for Health) und meiner mehr auf der seelisch-geistigen Ebene (Three in One Concepts) liegt. Carola hat in Schweden einen Hof gekauft. Und wer weiß, eines Tages werden wir vielleicht beide Equibalance-Projekte an einen Ort zusammenlegen. Die Idee fühlt sich gut an, wir werden sehen, was die Zeit bringt.
Ihnen wünsche ich jetzt erst einmal viel Freude, Erkenntnisse und das ein oder andere Aha-Erlebnis bei der Lektüre dieses, unseres dritten gemeinsamen Buches. Wir würden uns freuen, wenn wir Ihnen damit ein klein wenig weiterhelfen auf Ihrem eigenen Weg mit unseren wunderbaren Mitgeschöpfen, den Pferden. Alles Gute für diesen Weg, viel Licht und wenig Steine darauf!

Karin

„Wieder haben wir die Möglichkeit bekommen, unsere Überlegungen, Wissen und Weisheiten zu veröffentlichen. Herrlich, finde ich. Die Tage vergehen und ich bin jeden Tag höher inspiriert. Bei jedem Atemzug, man lernt jeden Augenblick, jede Sekunde, die Energien wahrzunehmen. Wie wunderbar, bei seinen Lieben sein zu dürfen und vor allem aus seinen Fehlern zu lernen – oder sollen wir sie Erfahrungen nennen?
Man muss ausprobieren dürfen, anders kann man nicht lernen. Ich erlebe es so, dass wir alle auf unterschiedlichen Ebenen arbeiten und

mein Respekt für die Arbeit anderer und ihr Lebenswerk könnte nicht größer sein. Ich bewundere euch, die ihr es wagt, mit dem Allerschönsten zu arbeiten, nämlich mit dem, was ihr liebt!
Meine Mädchen wachsen zu starken Individuen mit großem Glauben an sich heran. Denn sie sehen, dass es mir gelingt, das Leben zu leben, das ich mir erschaffe, das Leben, das ich zu leben liebe.
Ich bin ein Vorbild, das sich leicht nachahmen lässt, denn – wer will nicht Freude am Leben haben? Seid auch ihr Vorbilder für eure Kinder, eure Liebsten und Nächsten! Ohne dass ihr versucht, das Leben eines anderen zu leben oder andere übertrieben zu beeinflussen, eine bestimmte Wahl zu treffen. Das muss jeder für sich selbst tun.
Ich habe meine Enttäuschungen zu Lichtblicken gewandelt, ich habe für mich jetzt entschieden, zu verzeihen und innerhalb der Grenzen meines jetzigen Entwicklungsstandes neue Chancen zu geben. Ich wähle, nur so viel zu machen, dass ich weiter mit beiden Beinen fest auf dem Boden stehen bleibe. Es zeigt sich, dass das ein gewinnbringendes Konzept ist, das mir darüber hinaus immer größere Chancen gibt und mehr Lebensglück obendrein.
Meine hübschen Töchter sind meine größte Inspirationsquelle: Julia, die gerade dreizehn Jahre geworden ist, und Moa, die schon sechs ist. Ich werde fortfahren, das Licht im Leben zu wählen, um ihnen zu zeigen, wie herrlich das Leben ist. Unabhängig von der Wahl, die sie in ihrem Leben treffen, sollen sie wissen, dass ich sie immer vollkommen unterstützen werde, denn wir alle müssen lernen, in der richtigen Reihenfolge. Nichts ist eigentlich falsch, nur Abkürzung oder Umweg.
Dieses Buch spiegelt einen Teil von mir, wie ich fühle und denke. Ich hoffe, dass es dich auf deinem persönlichen Weg ein bisschen inspirieren wird und dir ein wenig Licht dorthin bringt.“

Carola

Die einzigen Freunde, die man kaufen kann

Warum bekommt Romina keinen Nachwuchs? Das war die Frage, die ich Karin Müller stellte, als sie privat den Zoo Hannover besuchte. Romina ist mit fast hundert Jahren im besten Alter. Die Antwort, die Karin von Romina erhielt, lautete: Warum gerade jetzt, ich bin doch noch hundert Jahre geschlechtsreif.
Auf die Antwort hätte ich auch selber kommen können. Romina ist eine Seychellen-Riesenschildkröte, die über zweihundert Jahre alt werden kann. Doch was Karin noch erfuhr, konnte nur jemand wissen, der die Tiere über längere Zeit beobachtet hat und sie nicht erst zwanzig Minuten kannte. Zum Beispiel: Dass Ina am liebsten Mangos frisst, dass Casiopaia gerne warm duscht, dass Bert nur Romina deckt und dass Otto jedes Weibchen vernascht.
Ich habe Karin bis heute nicht gefragt, ob die Schildkröten gaaannnnnnzz laaannggssaamm reeedddeeen ...

Ein schöner Gedanke, sich mit Tieren zu unterhalten. Der Elefant redet durch die Nase, das Walross redet aus dem Bauch heraus, der Tukan hält den Schnabel, der Frosch redet nur über das Wetter und die Schlange spricht mit gespaltener Zunge.
Mit allem, was lebt, ist der Mensch verwandt, dann ist es doch normal, dass wir uns mit allem unterhalten. Wir reden schon seit Anbeginn der Zeit mit Tieren – Adam und Eva unterhielten sich mit der Schlange. Viele Naturvölker warteten auf Botschaften aus der Natur, um Entscheidungen zu treffen. Medizinmänner und Dorfälteste rühmten sich damit, mit Tieren zu sprechen.
Solange die Menschen mit Pflanzen und Autos reden, muss man sich nicht wundern, dass Tiere uns etwas sagen wollen.

Wie oft höre ich Tiere schreien, die leider nicht gehört werden. Wie bekommt man das hin, den Tieren zu lauschen, wenn man schon das Hupen an der Ampel nicht hört, wenn man die Grünphase verpennt. Wenn Frauchen mit Hündchen auf den Flohmarkt geht und der Hund brüllt: Nicht noch ein Stofftier, schau lieber da rüber, unter dem Tisch sitzt eine blonde Pudeldame!
Mit unterhalten meine ich nicht die immer wiederkehrenden Diskussionen, wer der Ranghöchste ist. Wir geben oft den Tieren die Schuld, zum Beispiel: Warum hast du nicht Platz gemacht?! Wie oft habe ich dir schon gesagt, dass du die Stange nicht reißen sollst! Wenn das Tier dann sagt: Wenn ich immer nur die Schuld bekomme, dann rede ich auch nicht mehr mit dir – kein Wunder.
Heute, wo wir nur das glauben was wir anfassen und beweisen können, tun wir uns schwer, an Gedankenübertragung zwischen Tier und Mensch zu glauben. Man muss die Sprache der Tiere erst erlernen.

Tiere sind die einzigen Freunde, die man kaufen kann. Darum müssen wir viel tun, um sie zu verstehen. Tiere zu verstehen, ist für mich immer das Ziel gewesen. Verstandene Tiere sind glückliche Tiere. Missverstandene Tiere sind Tiere, die beißen, kratzen, schlagen und flüchten wollen. Die Kommunikation zwischen Mensch und Tier ist vielleicht das wichtigste Gut. Sie kann durch Mimik, Gestik und Sprache geführt werden, mal laut, mal leise, mal nicht hörbar und doch immer viel sagend. Mit Hilfe der Kommunikation ist man in der Lage, zu einem Team zusammenzuwachsen, so dass man sich im Tier wiedererkennt und Ähnlichkeiten entdeckt.
Sportliche Menschen fühlen sich auch zu sportlichen Tieren hingezogen. Nicht sportliche eher zu ruhigeren Vertretern der Tierwelt. Tierbesitzer, die mehr draufhaben, rein vom Gewicht

her gesehen, haben oft Lieblinge an ihrer Seite, die vor Übergewicht nur so strotzen.
Ich habe das Glück, auch Kontakt zu Delfinen zu pflegen, die zur therapeutischen Behandlung von behinderten Kindern eingesetzt werden. Dort spielt sich Unglaubliches zwischen Kind und Delfin ab.
Wenn tierische Lebewesen an unserer Seite uns aufbauen, trösten und motivieren können, dann kann ich mir auch gut vorstellen, dass es einen Zusammenhang mit den Krankheiten geben kann.
Ich habe Probleme mit meinem Meniskus und der Delfin? Delfine haben keinen Meniskus. Vielleicht sollte ich meinen auch entfernen lassen? – Nein, Spaß beiseite. Ich denke, sie sagen mir: Geh doch öfter mal schwimmen.
Ich bin gespannt, was ihr herausgefunden habt. Auf eure Tipps zu alternativen Heilmethoden und den Zusammenhang zwischen Tierkommunikation und Heilung.

Jetzt wünsche ich viel Spaß beim Lesen, und dass wir Nicht-Hörenden auch bald einen Ton wahrnehmen. Dass wir uns in unseren Tieren wiedererkennen und Ähnlichkeiten entdecken, sei es auch im Krankheitsbild.
Für Euch und euer neues Buch viel Erfolg, und bei deinem nächsten Seminar halt einen Stuhl für mich frei, Karin.
Schön, dass es euch gibt – sag ich das jetzt, oder eines meiner Tiere, die mir über die Schulter schauen?

Detlef Busse

Detlef Busse arbeitet seit über 30 Jahren mit Tieren. Die meiste Zeit davon im Erlebnis-Zoo Hannover, aber auch in Indien, auf Sri Lanka und in Singapur. Seit April 1997 ist er Cheftiertrainer des Erlebnis-Zoos Hannover.

Tierkommunikation im Alltag

Die australischen Ureinwohner, die Aboriginals, sagen: Wenn man offen genug ist, um den anderen in seinen Kopf schauen zu lassen, wenn man keine Gedanken hegt, die man verbergen möchte, ist Telepathie ganz einfach. Das ist auch der Grund, warum wir „zivilisierten" Menschen diese Art der Kommunikation verlernt haben: Wir denken Dinge, die andere besser nicht wissen, deshalb verschließen wir uns.
Bevor wir uns der Frage widmen, ob und wie Tierkommunikation heilen kann, möchte ich Ihnen anhand von ein paar kleinen – großen – Beispielen von Lesern zeigen, was Tierkommunikation im Alltag kann, wie Menschen das Gelernte oder Erfahrene aus diesen Kursen und Büchern ganz praktisch umsetzen und dadurch Hilfe erfahren – von ihren Tieren und für ihre Tiere.

Maoris Pferdeanhänger

„Im November 2003 machte ich den ersten Kurs bei Karin mit und seitdem bin ich sehr begeistert von der für mich neuen Art, mit Tieren zu kommunizieren. Mir war es sehr wichtig, so viel es ging über meine Tiere zu erfahren, um zu wissen, wie es ihnen geht, was sie empfinden und wie ich unsere Beziehung noch vertiefen kann.
Als kleine Starthilfe ließ ich Karin ein Protokoll über meinen Vollblutaraber Maori schreiben. Von dem Protokoll selber war ich sehr fasziniert und bemühte mich natürlich, all seine Wünsche zu erfüllen und alles zu tun, damit er zufrieden ist. Aber ein Satz – noch nicht mal mehr ein Satz – einfach nur zwei Worte machten mich stutzig: "brauche orange". Völlig zusammenhanglos tauchte diese Aussage auf einmal mitten im Protokoll auf. Was sollte ich nun damit anfangen? Was steckte dahinter? Da ich Maori aber auch diesen Wunsch erfüllen wollte, grübelte ich, wie ich das am besten anstellen sollte.

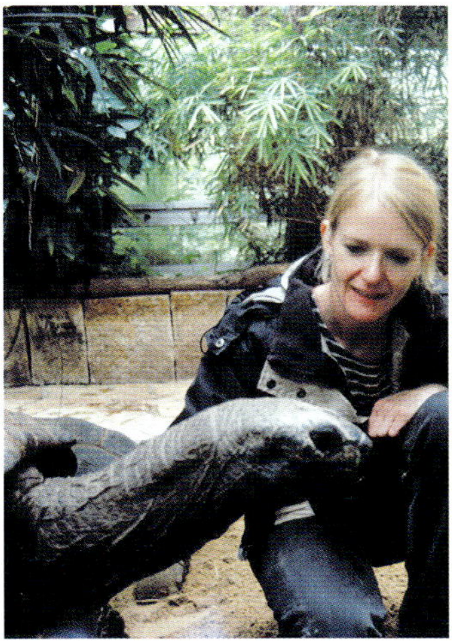

Eine außergewöhnliche Begegnung, die tief bewegt hat: Karin mit einer Seychellenschildkröte.

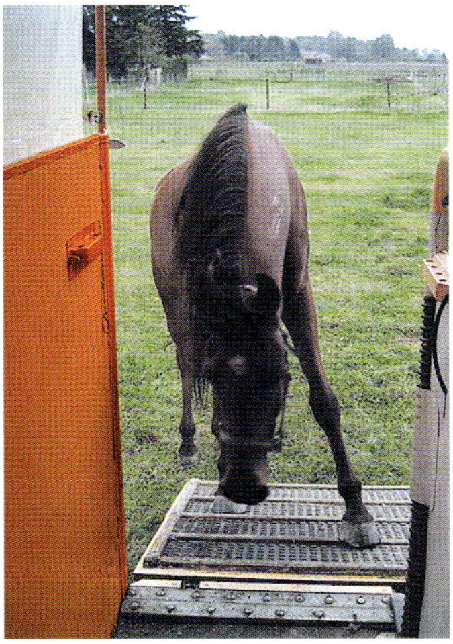

Seit er orange ist, geht Maori freiwillig in den einst verhassten Anhänger.

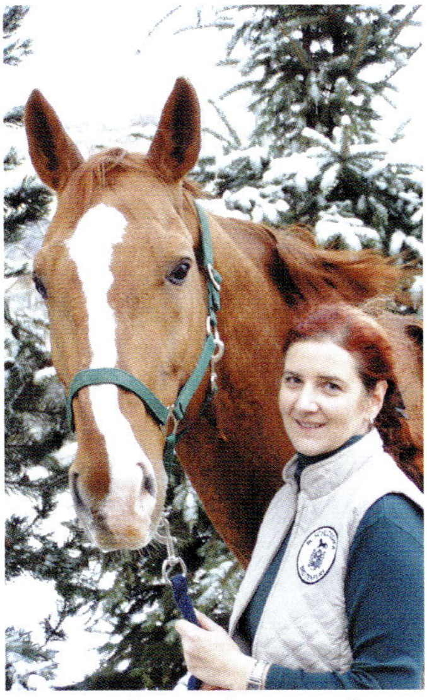

Eingespielter Suchtrupp: Alice und Waldfürst

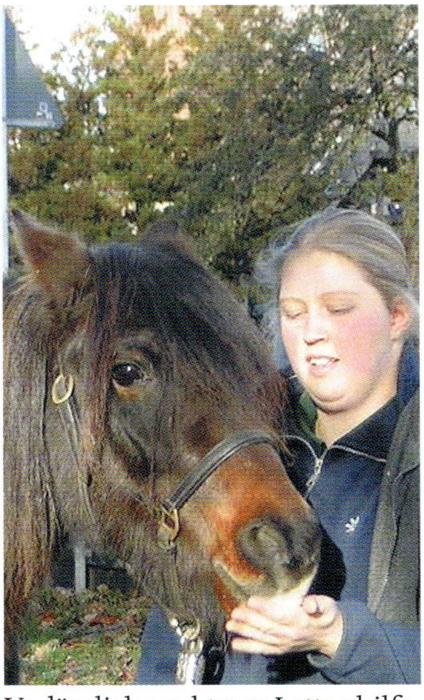

Verlässlich und treu: Lottas hilfsbereites Pony Tanja

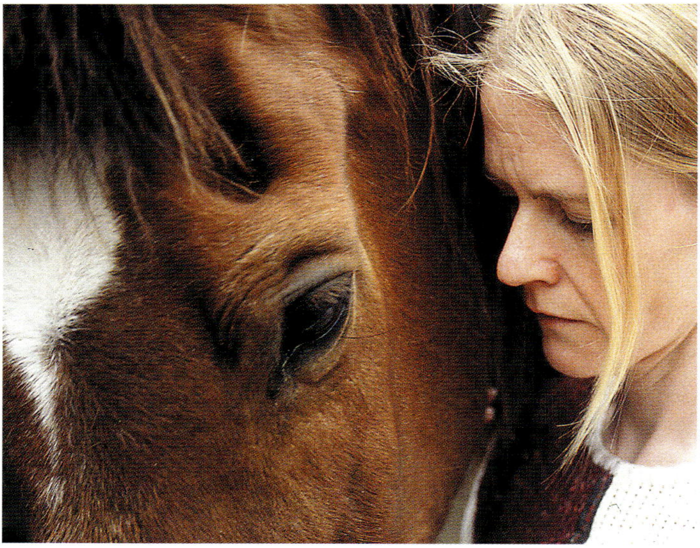

Kommunizieren oder behandeln? Der Unterschied ist groß. Hier kommuniziert Karin mit Porky.

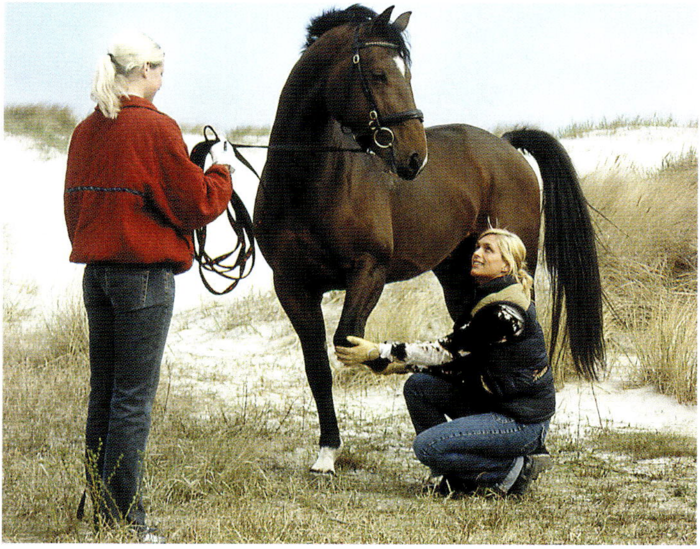

Nicht immer so deutlich zu erkennen: Hier behandelt Carola den Hengst Muscadet.

Gleichzeitig gab es ein anderes Problem zwischen Maori und mir, das trotz zahlreicher Stunden der Übung und Überredungskunst nicht auf fruchtbaren Boden gestoßen war, nämlich meine Bitte an ihn, mir in den Pferdeanhänger zu folgen. Daher entschied ich mich dann kurzerhand: Gut, Maori braucht orange und Maori will nicht in den Hänger, also muss der Hänger orange werden!! Ich fing also an, meinen Pferdeanhänger orange zu streichen. Dies traf allerdings auf großes Belächeln meiner Mitmenschen und alle schüttelten nur den Kopf. Mir aber war das ziemlich egal und ich machte weiter. Als der Hänger dann endlich fertig war und ich mit Maori auf ihn zuging, war ich dann trotz großer Erwartung schon sehr erstaunt, als er direkt beim ersten Mal ohne Zögern und Diskussion hinein marschierte, noch bevor ich überhaupt drinnen war. Ich brauchte einen Moment, bis ich wusste, dass das wirklich passiert war. Auch ging er nicht wie sonst direkt wieder rückwärts, sondern blieb mit einer Seelenruhe im Hänger stehen und schaute sich nach mir um. Der Hänger ist jetzt viel heller, freundlicher und einladender als sonst und scheinbar hat er eine große Wirkung auf Maori. Mein Ziel ist es, ihn ganz alleine verladen zu können, ohne ständige Auseinandersetzungen. Der Hänger wird für uns beide mehr und mehr zu einem Harmonieort, ganz im Gegenteil zu vorher. Ich bin sehr stolz auf Maori, darauf, dass sich die ganze Arbeit gelohnt hat, hoffe dass das Orange seine anziehende Wirkung immer behalten wird und dass ich auch weiterhin Maori so stressfrei und entspannt verladen kann wie momentan. An dieser Stelle natürlich ein herzliches Dankeschön an Karin, ohne die ich so schnell nicht hinter Maoris Farbvorlieben gekommen wäre.

Für mich hat die Tierkommunikation neue Türen geöffnet, lässt mich des Öfteren staunen und erkennen, was man für Möglichkeiten hat, sobald man sie einfach mal in Betracht zieht. Ebenfalls aber bin ich sehr dankbar für den intensiven Eindruck der Gefühlswelt der Tiere, den man mehr und mehr bekommen darf.“

Marion Peggen, Wassenberg

Waldfürsts Rundeisen

„Waldfürst hatte vor einem Monat an einem Dienstag vorne zwei neue Hufeisen bekommen. Das sind Rundeisen und eines kostet fünfundvierzig Euro, da sie manuell angepasst werden.

Als ich einen Tag später, am Mittwoch, kam, hatte er eines auf der Koppel verloren. Ich habe das dem Hufschmied mitgeteilt und er meinte, ich solle es unbedingt suchen, weil es schade wäre, wieder ein Neues zu machen.

Also bin ich am nächsten Tag auf die Koppel gegangen. Diese hat die Größe eines Drittel Fußballfeldes und das Gras war auch nicht abgemäht, sondern etwa kniehoch. Also die sprichwörtliche Suche nach der Nadel im Heuhaufen.

Zufällig war gerade Waldfürst auf der Koppel. Ich habe ziemlich verärgert zu ihm gesagt, dass er gefälligst mitsuchen soll bzw. mir zeigen soll, wo er das Hufeisen verloren hat.

Ehrlich gesagt war das weniger ernst gemeint, als vielmehr um meinem Ärger Luft zu machen.

Mir war bald klar, dass ich das Hufeisen niemals mit herkömmlichen Methoden finden kann. Also habe ich intuitiv die Koppel abgescannt und herausgefunden, „das obere rechte Drittel“ musste es sein. Aber auch das hat mich wieder zur Verzweiflung getrieben bis ich plötzlich innehielt und mir dachte, „vielleicht zeigt er mir ja schon die ganze Zeit, wo das Eisen ist“. Also bin ich zu der Stelle gegangen, an der er graste. Als ich kam, ist er nach rechts gegangen und ich ihm nach. Als ich einen Schritt weitermachte, bemerkte ich, dass ich mit dem rechten Fuß auf etwas Hartes gestiegen war – das RUNDEISEN!!!!

Ich bin hundertprozentig davon überzeugt, dass ich ohne Waldfürst das Eisen niemals gefunden hätte, denn es steckte ziemlich im hohen Gras und war nicht einmal sichtbar, wenn man davor stand ...

Das nur so als Nachtrag – ich spreche ja inzwischen auch mit Pfer-

den, aber das ist eher bruchstückhaft und nicht so lange und poetisch wie bei euch."

Alice Stockinger, Breitenfurt, Österreich

Tanjas Gulaschsuppe

„Ich denke, die Art und Weise, wie meine Tiere mich beeinflussen, ist nicht wirklich gut in einigen Sätzen zu beschreiben. Gerade in Bezug auf meine Krankheit kann ein Außenstehender damit sicher nicht viel anfangen. Meine zweijährige Stute hat übrigens, genau wie ich, ständig Fußprobleme. Aber einem geschenkten Gaul schaut man nicht ins Maul. Hier zwei kleine Geschichten:

Mein Pony Tanja war, als sie zu mir kam, nervös und temperamentvoll. Sie war ein Springpony, hatte einen Sehnenabriss und legt bis heute immer die Ohren an, wenn man sich ihr nähert. Kurz, sie hielt von Menschen nicht viel. Da ich nicht reiten konnte und sie nicht tragen sollte, gingen wir spazieren. Wir verbrachten etwa ein halbes Jahr damit, die Rangordnung zu klären. Am Ende war sie froh, einem Chef vertrauen zu können und nicht mehr flüchten zu müssen – und ich war froh um meine Füße. Ich habe eine Erbkrankheit, die dazu führt, dass die fußhebende Muskulatur der Unterschenkel nicht mehr funktioniert, genauso lässt die Kraft der Hände nach. Dazu kommen Gleichgewichtsstörungen und manchmal Nervenschmerzen. Das Ganze nennt sich spinale Muskelatrophie SMA und betrifft die peripheren Endnerven. Tanja forderte von mir einfach eine bessere Körperbeherrschung. Ich beobachtete ihren Gang, stellte fest, dass ich mich selbst bremse, und verbesserte mein Gehen enorm.

Ich war mit meiner Ponystute Tanja zu Fuß im Gelände unterwegs. Ich reite sie nicht, sie ist sehr klein, ich bin zu schwer. Wir gingen von der Weide, der Herde weg, die malerische Umgebung in diesem Naturschutzgebiet, Brachwiesen, ein Bach den man durchqueren kann, Wald und weiche Wege machen Spaß und bieten auch Möglichkeiten zur Arbeit mit dem Pferd an der Hand. Aber

Tanja war an diesem Tag fürchterlich, wieherte nach den anderen Pferden und drängelte.
Schließlich schlug ich früher als geplant den Rückweg ein, es war einfach stressig mit ihr. Sie stob um mich herum, schien mich überhaupt nicht zu beachten. Da passierte, was so oft passiert, ein paar Steine rutschten am Hang weg, mein Fuß ging in die falsche Richtung und der Schmerz war so plötzlich, dass mir die Tränen in die Augen stiegen. Ich mühte mich, aufzustehen, und stellte dann fest, dass ich keinen Schritt gehen konnte. Und das etwa einen Kilometer von der Weide entfernt. Tanja stand seit meinem Sturz still, ihre Ohren waren seitlich gedreht, sie signalisierte mir „ich denke nach und ich bin verwirrt!". Zum Glück konnte ich mit der Hand einen Zweig greifen, zog Tanja mit der lange Leine (ich gehe immer mit einer selbst gemachten Longe, mein Glücksbringer. Das gute Stück hat mir schon viele Brandblasen von fortspringenden Pferden erspart, man hat einfach Platz) zu mir heran und sie blieb ruhig. Ich stützte mich fest auf ihren Rücken auf (sie ist ja klein genug) und wir gingen in Minischritten bis zum Weg auf dem Kamm des Grates etwa zweihundert Meter. Das dauerte fünfzehn Minuten!!! Tanja ging auf dem Weg im Schulterherein, ich konnte meinen ganzen rechten Unterarm aufstützen und viel Gewicht draufbringen. Mit links und der Longe korrigierte ich die Abstellung zwischendurch, redete pausenlos mit Tanja, dass sie doch bitte langsam gehen sollte, ... was mir eben so einfiel. Der Weg führte an der Weide entlang, wo die anderen Pferde waren, aber er war bis zum Tor, bis zum Auto noch mindestens 800 Meter lang. Würde ich mit Tanja zum Auto gehen, müsste ich dort durch das Tor und Tanja noch weiter ein paar hundert Meter zum zweiten Tor führen. Das war mir zu viel. Tanja, mit viel Respekt vor jedem Stromzaun, tat mir dann den Gefallen. Ich konnte einen Plastikpfahl aus der Erde ziehen und so hoch halten, dass ich sie unten durchschieben konnte. Der Strom war an diesem Tag ausgeschaltet, auch eine Ausnahme, ein Zufall. Glauben wir an Zufälle? Eben noch dachte Tanja

nur an ihre Herde und im nächsten Augenblick war sie voll für mich da und hat sogar ihre große Angst vor dem E-Zaun vergessen. Sie ist schon ein besonderes kleines Pferd. Ja, das ist ein tolles Gefühl, von seinem Pferd beim Gehen unterstützt zu werden.

Ein zweites Erlebnis mit Tierkommunikation hatte ich einige Wochen später: In der Nacht träumte ich, meine Ponystute riefe mich, sie trabte nervös auf mich zu: „Komm, komm schnell her !" Ich wachte auf und fuhr um drei Uhr zur Weide, nichts, grasende Pferde. „Entwarnung", sagte mein Pferd. „Verarschung", dachte ich. Am nächsten Morgen sprach mich eine Nachbarin an. In der Nacht hatten Abiturienten riesig Party gemacht, waren grölend durch die Felder und über die Weide gezogen. Der letzte Rest der Party, vermutlich Gulaschsuppe, klebte meiner Stute am Hals in Form von Handabdrücken. Ich konnte über mich und den glimpflichen Ausgang lachen."

Lotta Zimmermann, Hannover

Was hat Tierkommunikation mit Heilung zu tun?

Antwort: Gar nichts. Oder doch alles. Niemals wird die bloße Möglichkeit der Kommunikation mit einem Tier, selbst auf telepathischem Wege, den Gang zum Tierarzt, zu einem Heilpraktiker, Pferdetherapeuten, Spezialisten für Hufpflege, Zahnpflege, Osteopathie, Chiropraktik, Akupunktur etc. ersetzen oder unnötig machen.

Aber: Tierkommunikation kann heilen helfen!

Tierkommunikation bedeutet, über den sechsten Sinn einen möglichen Zugang zu finden, wenn die anderen fünf Sinne nicht ausreichen, um herauszufinden, wo der Schuh drückt.

Über die Tierkommunikation finden wir manchmal Schlüssel zu Problemen, die bis dahin vielleicht falsch eingeschätzt wurden. Wo beispielsweise ein Symptom gesehen und falsch interpretiert wurde. Wo man Rückschlüsse auf eine vermeintliche Ursache gezogen hat. Wir können helfen bei der Findung des Ursprungs von Krankheiten. Nicht nur im physischen Sinn.

Oft wählen nicht nur Menschen, sondern auch Tiere Krankheiten als Weg. Wir können nicht heilen. Wir können nur bei der Selbstheilung von Körper und Seele helfen, indem wir Wege aufzeigen. Gehen muss diese Wege jedes Wesen selbst. Die Wahl treffen, gesund werden zu wollen.

In den allermeisten Fällen werde ich – stellvertretend für viele Tierdolmetscher – dann erst zu Rate gezogen, wenn das Tier bereits therapieresistent – austherapiert – ist. Das heißt, es spricht auf keine Behandlung (mehr) an. „Wir haben schon alles ausprobiert. Können Sie uns nicht sagen ...?" „Sie sind unsere letzte Chance."

Tiere werden krank. Auch psychisch. Auch psychisch bedingt körperlich krank. Das ist keineswegs neu, und doch klingt die schlichte therapeutische Konsequenz in vielen Tierbesitzeroh-

ren immer noch nahezu blasphemisch. Zumindest aber scheint sie ihnen unglaublich, weil zu „einfach“: Ändere etwas an deiner Einstellung zu deinem Tier, an deinem Umgang, auch in Gedanken.
Sieh zu, dass dein Tier zufrieden ist, glücklich, nach *seinen* Bestimmungen leben kann. Dass es *SEIN* kann.
Wie oft erfahre ich in Kommunikationen (nicht nur) mit Pferden, dass sie *GESEHEN* werden wollen. Gesehen so wie sie sind, nicht wie wir sie haben wollen. Wenn wir unsere Tiere aus den selbstsüchtigen Korsetts unserer Wünsche und Projektionen zu befreien wagen, wird es wesentlich weniger Krankheiten und niedrigere Tierarztrechungen geben.

Tierdolmetscher, Tierkommunikatoren, Animal communicators sind keine Heilpraktiker. Wir heilen nicht – das betone ich gern noch einmal. Alles, was über eine reine Kommunikation, einen Dialog zwischen zwei Wesen hinausgeht, bedarf einer zusätzlichen Absprache zwischen Tierdolmetscher und Tierbesitzer. Aber wo zieht man die Grenze zwischen Kommunikation und Heilarbeit, wenn doch ein Gespräch schon Therapie sein kann?
Heilt nicht auch der Psychologe, der seinem Patienten zuhört? Grenzfragen, Stoff für viele Diskussionen, nicht nur in unseren Fortgeschrittenenkursen. Wir kommen später noch einmal darauf zurück.
Zunächst einmal: Wir als Tierdolmetscher stellen keine Diagnosen und wir schlagen keine Therapie vor. Manchmal weiß das Tier selbst, was ihm gut tun würde. Mitunter tauchen in einem Protokoll Beschreibungen oder sogar Namen von Medikamenten, Therapieformen oder Kräutern auf. Dies muss nach unserer Auffassung immer klar als Zitat gekennzeichnet sein und sollte immer vom Tierhalter mittels eines Fachmanns auf Sinn und Schaden überprüft werden.

Manchmal berichten Tierhalter, dass ein Problem, eine Krankheit, allein durch die Kommunikation verbessert, wenn nicht behoben wurde. Haben wir dann doch behandelt?
Nein. Klares Nein.
Für mich sind das Spontanheilungen – Selbstheilungen. Ein Phänomen, das auch die Schulmedizin kennt. Was da passiert, ist, dass wir die Selbstheilungskräfte des Tieres angeregt haben. Heilen kann sich jeder immer nur selbst. Aber manchmal braucht man dazu einen Anstoß, eine Idee, einen Gedanken von außen.
Manchmal schreiben mich Tierhalter an, mit der Bitte um eine „Ferndiagnose", eine „Analyse", eine „Therapie". Ich erkläre dann, dass ich mit dem Tier kommuniziere, telepathisch Verbindung aufnehme zu seiner Gedankenwelt, vielleicht auch zu seinem „höheren Selbst". Sicher verändern sich Tiere manchmal durch einen Kontakt. Wie oft kehren Kursteilnehmer von uns nach Hause zurück und berichten von außergewöhnlichen Begrüßungen und Verhaltensauffälligkeiten. Für mich fällt das – wie gesagt – eher in die Kategorie „Spontanheilung". Man kann es sicher auch als Zufall sehen – aber was eigentlich ist denn Zufall? Dass mir etwas zufällt, mag ich gern glauben, dass etwas ohne Sinn passiert, nicht.
Wir leben nicht isoliert voneinander. Unsere Mitmenschen prägen uns – wir prägen unsere Mitmenschen. Im Familiensystem, in Beziehungen, im Betrieb. Nette Kollegen zaubern uns ein Lächeln ins Gesicht, mobbende Chefs sorgen für Magengeschwüre.
Glauben Sie allen Ernstes, dass Ihr Pferd (Hund, Katze, Maus, ...) davon frei ist? Wir leben nicht voneinander isoliert.
Der englische Biologe Rupert Sheldrake ist nur einer von zahlreichen Wissenschaftlern, die versuchen, diesem Phänomen einen Namen zu geben. Morphische oder morphogenetische Felder nennt er diese Schwingungen, diese unsichtbare Bezie-

hungssuppe, in der wir alle schwimmen. Zu unserer Familie, zu unseren engen sozialen Kontakten gehören auch unsere Haustiere. Mit dieser Erkenntnis haben wir nicht das Rad neu erfunden. „Wie der Herr so's Gscherr" – den Spruch kennen alle. Dass Herrchen und Hund sich im Lauf der Zeit immer ähnlicher werden, darüber gibt es herrlich amüsante Bildbände. Aber Pferde?

Gegenfrage: Warum nicht?

Mit dem netten Kollegen, dessen Lächeln Ihren Tag versüßen kann, – oder dem unausstehlichen – brauchen Sie nicht in einem Haushalt zu leben, Sie müssen nicht einmal eine Stunde mit ihm verbringen, damit er seine Wirkung tun kann: Dass Sie pfeifend mit geröteten Wangen am Kopierer stehen oder wie ein geprügelter Hund durch die Korridore schleichen. Und Sie glauben immer noch, bei Ihrem Pferd ist das anders? Gute Laune steckt auch Ihre Tiere an, probieren Sie es aus. Unsere schlechte Laune steckt natürlich ebenso an, ganz abgesehen davon, dass es Menschen geben soll, die selbige auch ganz drastisch an ihren Tieren auslassen. Es ist halt so eine Sache mit der Macht.

Da ist der Stallbesitzer noch harmlos, der jeden Morgen seinen Schlüsselbund an den Gitterstäben der Boxenreihe klirrend entlangzieht und sich diebisch freut, wenn alle Pferde mit geweiteten Augen in den hintersten Ecken stehen, um sein „Guten Morgen" zu vernehmen.

Doch widmen wir uns unseresgleichen.

Lang schon rutscht uns kein „blöder Bock" mehr heraus, weil wir ja wissen, dass auch solche Botschaften unser Pferd und sein Verhalten unbewusst prägen, und selbstverständlich haben wir es umgetauft. Jetzt heißt es statt „Crazy" „Engelchen" und manchmal klappt auch alles sehr viel besser. Nur ab und zu gibt es Tage, da könnte man vor Wut ... Doch solche Gedanken führen wir noch nicht mal zu Ende, denn wir wissen ja: Die werden gelesen von unserem Pferd und es soll ja nicht denken, dass ... Kurz: Wir meinen es gut mit unserem Tier, haben all die klugen Bücher über Pferdehaltung, Umgang, richtiges Reiten und Verhaltensforschung nicht nur im Regal stehen, sondern verinnerlicht. Wir gehen regelmäßig zum Osteopathen und lassen uns gerade rücken, weil wir gelernt haben, dass ein schiefer Reiter ein gerades Pferd auch wieder krumm macht. Und dann: Unser Herzblatt ist trotzdem krank. Es hat immer wieder Zipperlein, wandernde Beschwerden, Kleinigkeiten. Manchmal glauben wir schon, wir hören die Flöhe husten. Manchmal sind es chronische Krankheiten, gegen die kein Kraut gewachsen scheint. Manchmal begegnen uns irrwitzige Zufälle und wir fragen uns zweifelnd, was eigentlich wirklich noch Zufall ist.

Manchmal lachen wir über uns selbst – manchmal wünschen wir uns, wir hätten uns damals ein Motorrad gekauft oder einen Tennisschläger, manchmal sind wir schier verzweifelt und überlegen, unser Pferd einfach mal ein halbes Jahr auf die Weide zu stellen.

Für all diese Tage und Nächte ist dieses Buch.

Und übrigens: Das mit der Auszeit auf der Weide ist manchmal die beste aller Therapien – richtig angewandt natürlich. Doch manchmal braucht Ihr Pferd keine Medizin so dringend, wie einfach nur Sie selbst – und Ihre Nähe.

Bastiennes Lahmheit

„Gino geht zur Zeit hinten rechts lahm. Er ist Ende März gestürzt und hat sich irgendwie hinten rechts verletzt. Keine offene Wunde. Sein Fesselgelenk war angeschwollen und er wurde sofort mit kühlenden Umschlägen und einer entzündungshemmenden Spritze behandelt und hatte Boxenruhe. Nach einer Woche wollte der Tierarzt nochmal kommen, wenn sich keine Besserung einstellen sollte und eine genauere Diagnose stellen. Nach drei Tagen stand

Gino randalierend in der Box und wir haben ihn wieder auf den Paddock gelassen. So weit schien alles gut zu sein. Nach vierzehn Tagen habe ich ihn vorgetrabt und es schien alles ok. Ich bin ihn dann am Wochenende geritten und hatte aber den Eindruck, dass er irgendwie nicht sauber läuft. Stallkolleginnen ist aber nichts aufgefallen. Ich hab ihn dann zwei Tage in Ruhe gelassen und am Mittwoch in der Reitstunde geritten. Eindeutig lahm. Zwar nicht stark, aber im langsamen Trabtempo für mich eindeutig. Nun ja, um die Geschichte abzukürzen: Er wurde auf diverse Arten untersucht und behandelt. Chiropraktisch war so ziemlich alles in Ordnung. Er ist in allen Gelenken sehr beweglich und die Ärztin hat sich über seinen guten Zustand gefreut. Er hat Akupunkturbehandlungen bekommen und ein paar Wochen Koppelgang mit einem ruhigen Pferdekumpel. Leider keine Veränderung. Der Tierarzt hat ihn sich dann nochmal vorgeknöpft und die üblichen Lahmheitsuntersuchungen gemacht. Abspritzen von unten nach oben. Seine Diagnose war erst Knie/Meniskus, dann Gleichbeine. Gleichbeine wurden geröntgt und laut Tierarzt war der Befund eindeutig. So marode Knochen, dass er sich über die Lahmheit nicht mehr wunderte und mir einen Totalschaden diagnostizierte. Gino hatte allerdings schon vor fünf Jahren einen schlechten Befund, was seine Gleichbeine angeht und ist immer problemlos damit gelaufen. Üblicherweise gehen Pferde mit dieser Diagnose immer mal wieder lahm und dann wieder nicht.

Wie dem auch sei, wir haben uns entschieden, ihn jetzt wirklich sechs Wochen ruhig zu stellen (in einem Stall mit Paddock ist er nicht wirklich ruhig und rennt raus und rein, verdreht seine Beine usw.). Er hat einen orthopädischen Beschlag bekommen, um die tiefe Beugesehne zu entlasten, und nochmal ein entzündungshemmendes Mittel direkt zwischen die Gleichbeine gespritzt. Nach sechs Wochen habe ich dann angefangen, ihn im Schritt zu führen. Eine Woche später haben wir ihn dann wieder vorgetrabt und er war genauso lahm wie vorher. Hab zwischendurch immer mal wieder mit einem Arzt aus der Tierklinik gesprochen. Hatte ihm die Röntgenbilder geschickt. Er sagte, er habe schon Pferde mit schlimmeren Gleichbeinen gesehen, die immer noch gut laufen würden. Um eine genauere Diagnose zu stellen, würde er eine Szintigrafie machen. Kostenpunkt zwischen 700 und 900 Euro. Nur für die Diagnose. Mein Tierarzt sagt, das wäre rausgeschmissenes Geld, da wahrscheinlich mehrere Punkte gefunden werden würden, die nicht hundert Prozent in Ordnung wären, die ihn aber bisher auch nicht wirklich gestört hätten. Wir haben uns jetzt entschieden, ihn auf die Koppel zu stellen und ein paar Monate komplett in Ruhe zu lassen. Er hat nochmal eine Depotspritze bekommen und ist seit Sonntag auf einer drei Hektar großen Weide. Er lahmt nach wie vor, ist aber froh, wieder bei seinen Kumpels zu sein. HOFFE ICH. Seit Sonntag bin ich rechts lahm. Diagnose vom Arzt. Entzündung der Achillessehne am Fersenansatz. Behandlung: Ruhe, Hackenschuh und Depotspritze.

Ich weiß nicht, was ich davon halten soll. Will Gino mir zeigen, was bei ihm nicht in Ordnung ist? Obwohl er dann auf die Behandlung eigentlich gut hätte reagieren müssen. Hab ich mich da so reingesteigert, dass ich mir so eine Krankheit zugelegt habe? Ist es ein dummer Zufall? Und dann ist mir noch was eingefallen: In Silkes Protokoll mit Gino stand Folgendes: „Vorderbein (rechts?) ganz oben am Anfang (Nähe des Ellenbogenhöckers/Ende des Oberarmknochens) schmerzt ihm leicht die Muskulatur, durch Überanstrengung in der Schonhaltung. Möchte hier gerne eine leicht lindernde Salbe bekommen, so zur Lockerung der Muskeln. Auch leichte Massage wäre sehr nett. Arnikatinktur ist gut.“ Ich habe seit längerer Zeit (vor dem Protokoll) eine Entzündung im rechten Ellenbogengelenk (nach einem Umzug), die ich mit Arnikaöl massiere.“

Bastienne Beyer, Melle

Wo verläuft die Grenze zwischen Kommunikation und Behandlung?

„Hier haben wir eine große Frage vor uns. Karin und ich haben sie beide schon mit vielen diskutiert und jede Menge verschiedenster Meinungen und Urteile gehört. Für Karin und mich hat es größtes Gewicht, eine klare Grenze zu haben, nicht zuletzt für euch, für die Klienten und ihre Tiere. Auf der einen Seite haben wir die Kommunikation via Telepathie, auf der anderen Seite haben wir die Behandlung, also die Manipulation der Physis, des Körpers.
Kann man die Psyche manipulieren? Klare Antwort: ja. Dann stellt sich natürlich die Frage, ob nicht Kommunikation ebenfalls eine Form der Behandlung ist?
Wenn du zum Psychologen gehst, manipuliert er ja deine Psyche. Oder?
Eine andere Frage ist doch, warum diese Frage überhaupt aufkommt und als gewichtig angesehen wird.
Wir möchten, dass unsere Klienten sich sicher sein können, was eine Konsultation beinhaltet. Wir möchten die Fachgebiete für euch aufdröseln, damit ihr wisst, was ihr bekommt und wofür ihr bezahlt, und dass wir wissen, was wir tun. Wir wollen offen sein mit dem, was wir tun. Ein gutes Gefühl bei allen Beteiligten, nicht zuletzt den Tieren, ist uns wichtig. Wir finden, dass es die Schuldigkeit von allen Tierdolmetschern ist, den Unterschied erklären zu können, aber das ist, wie gesagt, unsere Ansicht.
Man kann sagen, sobald man die Hände auf das Tier legt und die Physis manipuliert, ist es Behandlung.
Ist das akzeptabel? Ja und nein ...
Wir haben uns entschieden, die Grenze direkt bei der Kommunikation selbst zu ziehen. Punkt. Telepathie.
Wir sind das Werkzeug, das angewendet wird, um Information vom Tier zum Besitzer zu vermitteln und umgekehrt.
Alles, wirklich alles, was darüber hinausgeht, nennen wir Behand-

lung. Auch wenn du konsultiert wirst, beeinflusst du das Pferd mit einem Schwall psychologischer Redewendungen, um ihm beispielsweise bei einem Trauma zu helfen. Wir finden, dass auch eine Beeinflussung der Psyche eine Form der Behandlung ist.
Solange du ein Werkzeug bist, um Informationen zu vermitteln, ist es KEINE Behandlung.
Ich habe viele Male gehört, dass zum Beispiel Bach-Blüten reine Liebe sind, und ich bin geneigt, zuzustimmen, aber trotzdem ist es eine Beeinflussung sowohl von Psyche als auch Physis – dies also außerhalb des Rahmens von Behandlung zu lassen, ist unverantwortlich.
Wenn man anfängt, in einer so großen Frage herumzurühren, tauchen immer Millionen von Seitenaspekten auf, und die Kommentare, die man bekommt, können sowohl interessant, naiv als auch von großer Bedeutung für den Fortlauf der Diskussion sein. Unser Wunsch wäre, sich über diesen Punkt einigen zu können.“

In Deutschland wird die Grenze zur Heilbehandlung schlicht da gezogen, wo man Hand anlegt an einen Patienten: Am 02. März 2004 hat das Bundesverfassungsgericht entschieden:
Wer die Selbstheilungskräfte des Patienten aktiviert und dabei keine Diagnosen stellt, benötigt keine Heilpraktikererlaubnis. (AZ: 1 BvR 784/03).
In diesem und dem obigen Sinne sei noch einmal klar gesagt: Wir heilen nicht durch Tierkommunikation. Wir helfen manchmal beiden Seiten, Bewegung in Stagniertes zu bringen. Neu hinzuschauen, ins Spiegelbild zu blicken.
Im Höchstfall leisten wir eine kleine Hilfestellung dabei, selbst heil zu werden. Manchmal mehr dem Tier, manchmal mehr dem Menschen. Meist helfen wir in der direkten Folgewirkung beiden.

Ina und Illustre

„Mein achtjähriger Andalusierwallach „Ilustre“ leidet seit Jahren an einer Knochenabsprengung am Oberschenkelknochen (Trochanter), gepaart mit schlechter Muskulatur. Daher kommen immer wieder Krankheitsphasen, in denen er Schmerzen am rechten Hüftgelenk bekommt und seine Muskulatur verspannt. Da er aber ein Pferd ist, das mir immer gefallen möchte, arbeitet er häufig noch längere Zeit mit, bevor ich seine Probleme merke. Vor ein paar Wochen fing meine rechte Hüfte morgens, beim Treppensteigen an, weh zu tun. Erst war es nur ein leichtes Zwicken und ich habe es ignoriert. Am nächsten Morgen war es stärker. Zeitgleich hatte Ilustre mal wieder einen „Schub“. Die Tierkommunikation mit meinem eigenen Pferd klappt bei mir auf der gedanklichen Ebene noch nicht, daher hat er mir seine Schmerzen auf der Gefühlsebene geschickt. Als ich ihn durch die Physiotherapeutin behandeln ließ, waren meine „Wehwehchen“ wieder weg.“

Ina Schalles, Königslutter

Wege der Selbstheilung für Pferd und Reiter

Was ist eigentlich Krankheit?

Wenn wir uns fragen, wie wir Krankheit vermeiden können, egal ob bei uns oder unserem Tier, müssen wir erst einmal wissen, was Krankheit überhaupt ist. Es gibt verschiedene Ansätze, sich dem zu nähern. Zunächst einmal ist Krankheit das Gegenteil von Gesundheit. Bin ich gesund, geht es mir gut. Geht es mir (lang genug) schlecht, werde ich krank.
Geht es meinem Tier gut, freue ich mich. Geht es meinem Tier schlecht, geht es mir schlecht? Geht es mir schlecht – werde ich krank? Das sind Gedankenspiele, Wortspiele, sicherlich. Aber den Zusammenhängen im Wohlbefinden von „Herr und G'scherr" werden wir uns immer weiter annähern.
Wie Krankheit letztlich entsteht, weiß man immer noch nicht. Wir wissen nur, dass sie sehr viel mit unserem Kopf, mit unserer Psyche, unserer Seele zu tun haben muss. Und was für uns gilt, gilt in dieser Hinsicht sicherlich auch für unsere Tiere.
Zu Zeiten von Pest und Cholera, Epidemien und Seuchen gab es immer Unerschütterliche, die andere gepflegt und versorgt haben – und gesund blieben. Mütter pflegen ihre virusgeplagten Grippekinder – und bleiben gesund, weil sie es sich „nicht leisten können", krank zu werden. Umgekehrt gibt es Menschen, die ein einziges Mal ihr Desinfektionsmittel zum Türklinkenabwischen nicht dabei haben und sich postwendend eine Krankheit holen.
Und dann all das, was Leiden im psychischen Sinne mit uns macht: Beziehungskummer, der auf den Magen schlägt, an die

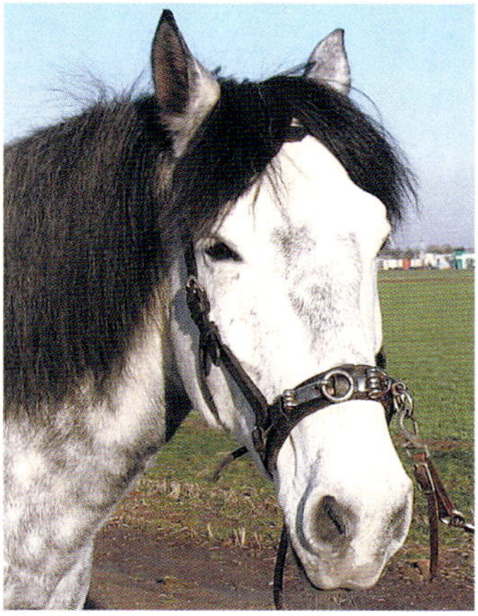

Übermittelt seinen Schmerz: Inas Illustre

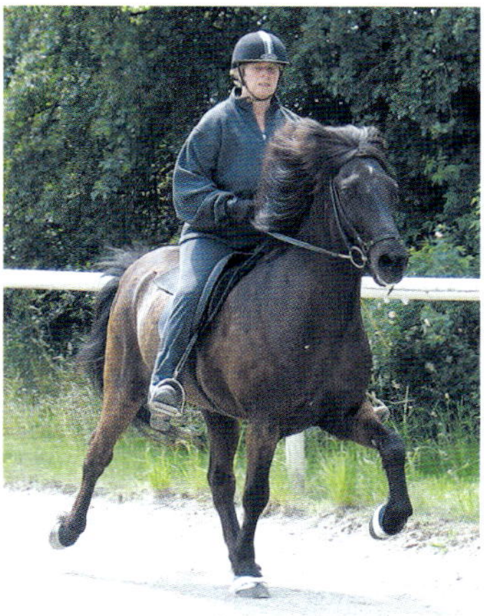

Kittet Frauchens Seele: Diemuts Stjarni

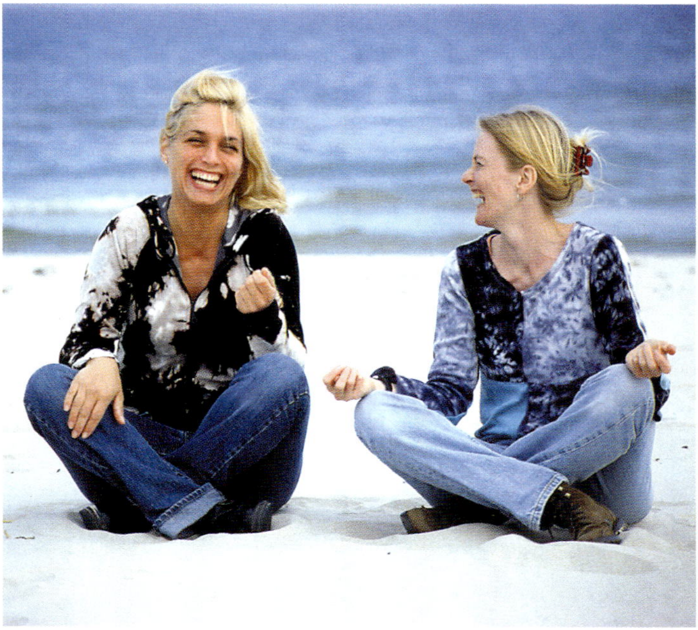

Ein ernster Augenblick kann schnell in herzliches Gelächter umschlagen. Carola und Karin können bei ihrer wichtigen Arbeit auch vergnügt sein.

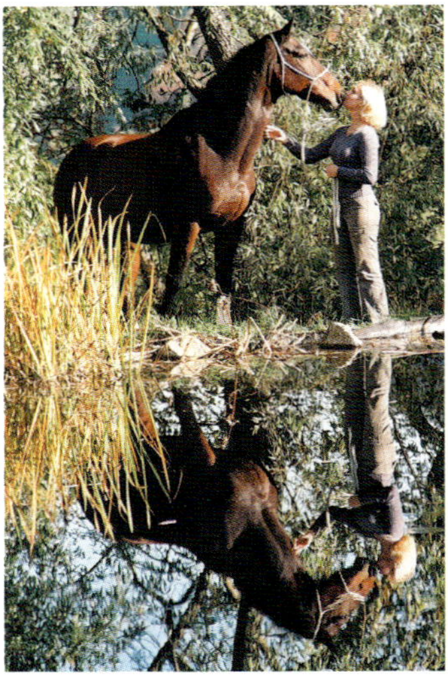

Gutes Wasser sorgt für inneres und äußeres Gleichgewicht.

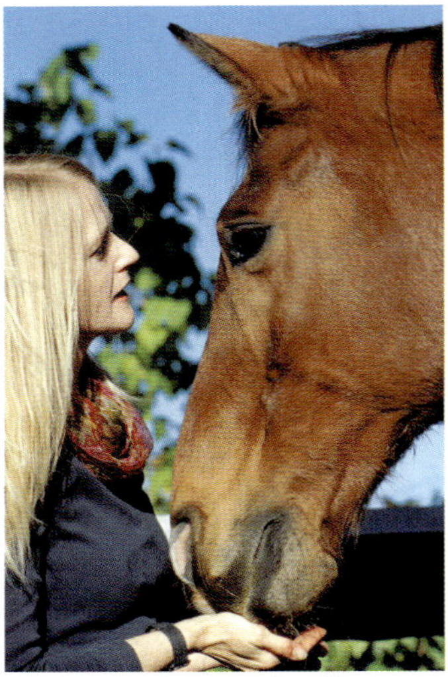

Kräuter und Mineralstoffe unterstützen ein langes Leben.

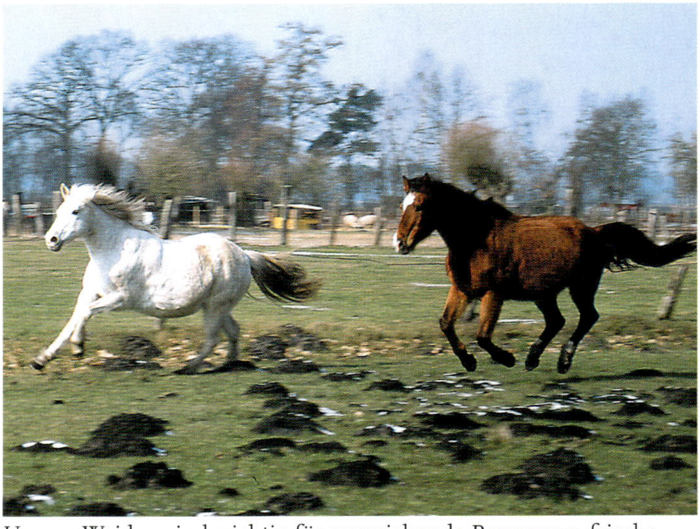

Unsere Weiden sind wichtig für ausreichende Bewegung, frische Luft und Sonne, auch im Winter. Die richtigen Nährstoffe bieten sie selten.

Nieren geht; der Dauerschnupfen, wenn wir in Wahrheit die Nase voll von etwas anderem haben – bis hin zum Herzinfarkt, der Todesursache Nummer eins der Gestressten.
Ebenso wie wir Menschen entwickeln auch unsere Pferde und andere Haustiere körperliche Erscheinungen, wenn die Psyche kränkelt: psychosomatische Beschwerdebilder. Krankheit als (Aus)Weg, sich Druck zu entziehen oder einfach, weil der Körper eine Pause braucht, die er sich anders nicht zugestehen mag. Krankheit als Manifestation unserer Ängste, Befürchtungen, negativen Gemütszustände – Sorgen. Da wären wir wieder.
Darf ich mir denn keine Sorgen machen? Sicher ist es natürlich, sich um seine Lieben zu sorgen. Aber zu viel Sorge kann zur Bürde werden, belasten, und zwar nicht nur den Gesunden, sondern auch den Kranken – und ihn letztlich am Gesunden hindern. Sorgen machen kostet Kraft!
Aber ich mache mir Sorgen, wenn mein Pferd krank ist. Natürlich, denn mein Tier bedeutet mir viel. Und das ist ein kleiner Teufelskreis, denn wenn mein Pferd und ich eine – womöglich sogar tiefe – Beziehung haben, wenn wir einander etwas bedeuten, dann macht es etwas mit dem einen, wie es dem anderen geht: Es berührt mich, es macht mich krank.
Wenn ich nicht aufpasse.
Und es kommt noch ein zweites Phänomen hinzu: Unseren Tieren geht es nämlich ganz genauso mit uns. Sie übernehmen nicht nur Symptome oder gar chronische Krankheiten, sie fühlen darüber hinaus auch Unausgelebtes, Dinge, denen wir uns nicht stellen, die wir verdrängen. Hier ist unsere Fähigkeit zur Abgrenzung gefragt, unser Selbstschutz, damit unsere Tiere nicht durch uns krank werden. Doch bleiben wir erst einmal bei der Problemstellung, bevor wir uns an die Lösungen trauen: **Negativer Stress wird sich irgendwann körperlich niederschlagen.**

Diemut und ihre Isis

„Ich hatte wieder einmal ein besonderes Erlebnis mit meinen beiden Isländern, das muss ich dir erzählen:
Ich hatte ziemlichen Beziehungsschmerz und war drauf und dran, mein Leben total umzukrempeln, die Pferde zu verkaufen und alles anders zu machen als bisher. Du kennst vielleicht das Gefühl, wenn man aus Schmerz heraus alles vernichten will, um aus der Asche etwas Neues zu bauen? Einen Reitkurs hatte ich mir noch vorgenommen, um dann zu entscheiden, ob ich wirklich keine Pferde mehr will.
Ich habe mit meinen beiden Isländern gesprochen und ihnen alles gesagt und sie gebeten, mir bei der Entscheidung zu helfen: mich entweder darin zu bekräftigen, mich komplett neu zu orientieren, oder mir wieder Freude am Leben und dem Reiten zu geben.
Da beide erst dreizehn Tage vor dem Kurs von einem zweimonatigen Weideurlaub zurückkamen, waren sie natürlich nicht trainiert und rittig. Daher wollte ich zunächst jeden Tag (also Samstag und Sonntag) jeweils ein Pferd eine Einheit reiten, damit es nicht zu viel wird. Am Samstagvormittag habe ich mit meinem Schimmel begonnen, der war ein absolut problemloser Tölter, hat sich sogar für seine Verhältnisse wie ein Gummi gebogen und – ist Schritt gegangen!!!! Seit ich ihn habe, ist er immer nur im Schritt herumgezackelt!!!! Und er hat sogar versucht, gute Kurven zu gehen, ohne Ecken und Außenstellung – ich hab ihn danach gelobt, umarmt und mich bei ihm bedankt.
Aber der Hammer war mein Schwarzer, der ist so gut gegangen, dass der Kursleiter (immerhin zweimal Betreuer der österreichischen WM-Equipe) gemeint hat, dass er ihn gerne reiten würde, wenn ich im Winter weniger Zeit habe, weil er ein tolles Pferd mit immensem Potenzial sei und nur Feinschliff brauche.
Mein Schwarzer ist dann am Sonntag beide Einheiten gegangen, meinen Schimmel habe ich am Sonntag nur ausgeritten, und

Stjarni ist immer besser geworden. Klar, dass die Hinterhand nicht ganz untertritt nach der langen Pause – aber er hat sich so sehr bemüht, hat nicht schlapp gemacht und ist total freudig und positiv bei der Sache gewesen. Bilder kannst du auf www.islandpferde-web.com unter stjarni fotos sehen, wenn Du Lust hast.
So viel nur zu dem Thema, dass Pferde auch Seelen zu kitten vermögen – die Entscheidung war bei so vielen Zeichen dann ganz klar: Pferde – und alles andere vergessen!"

Diemut Endl, Wien

Möglichkeiten der Selbstbehandlung

Im Folgenden möchten wir einen kleinen Überblick über verschiedene alternative Behandlungsmöglichkeiten geben, die teils die Schulmedizin wunderbar unterstützen können, teils weiterhelfen können, wo die Schulmedizin nicht mehr weiterweiß, weil Psyche oder Seele des Tieres krank sind.

Die Wichtigkeit des Wassers

Krankheit ist Folge von nicht abgelöstem Stress, sagt eine Theorie über Krankheit. Eine andere Theorie sagt: Krankheit ist die Folge von Mineralstoffmangel. Jede Krankheit lässt sich auf eine Unterversorgung mit Mineralstoffen, Spurenelementen und gutem Wasser zurückführen.
Wenden wir uns daher verschiedenen Möglichkeiten zu, wie wir selbst erst einmal vorsorgen und gegebenenfalls uns und unserem Pferd alternativmedizinisch „Erste Hilfe" bei diversen Zipperlein leisten können.
Dr. med. Fereydoon Batmanghelidj ist einer von mehreren „Wasserpäpsten", die schlicht „viel und Gutes trinken" predigen. Hier seien seine Bücher „Wasser – die gesunde Lösung" und „Sie sind nicht krank, Sie sind durstig!" genannt.

Chronischer Wassermangel macht uns krank. Aber Hand aufs Herz: Trinken Sie täglich zwei Liter Wasser? Sollten Sie aber. Männer, die mindestens zweieinhalb Liter täglich trinken, haben ein halb so hohes Risiko, Blasenkrebs zu bekommen, als andere, die lediglich 1,3 Liter zu sich nehmen. Das berichtet die „Ärzte-Zeitung“ unter Berufung auf eine Studie mit fast fünfzigtausend Teilnehmern („New England Journal of Medicine“, Bd. 340, S. 1390). Eine besonders positive Wirkung hatte reines Wasser. Bei anderen Durstlöschern, Säften und Drinks, war der Einfluss deutlich geringer oder nicht zu verzeichnen.

Untersuchungen zeigen, dass der Verlust von einem Liter Wasser (wenn er nicht innerhalb weniger Minuten ausgeglichen wird), zu Einbußen der geistigen Leistungsfähigkeit von bis zu zwanzig Prozent führen kann. Daher ist es wichtig, größere Wasserverluste zügig auszugleichen, und deswegen trinken wir in unseren Kursen auch immer alle so viel Wasser. Denn Denken macht genauso durstig wie körperliche Arbeit, nur wird das oft vergessen. Und unser Körper verlernt so manches, auch das Durstgefühl, wenn wir es ihm nur lang genug abtrainieren.

Achten Sie auch bei Ihrem Pferd immer auf eine Versorgung mit reichlich gutem, klarem und reinem Wasser. Leitungswasser können Sie beispielsweise durch Zugabe von Rosenquarz oder Bergkristall preiswert und gut aufbereiten (achten Sie beim Kauf darauf, dass die Steine Lebensmittelqualität haben). Neben diversen Apparaten und Installationen, die zur Wasseraufbereitung auf dem Markt sind, gibt es auch den Selberbau: Ein physikalisch bewanderter Kursteilnehmer erzählte mir, dass man mit Hohlmagneten (das sind die in Audioboxen), die man an die Leitung klebt, schon eine rechtsdrehende und damit energetisierende Wirkung erzielen könne.

Leider kenne ich keine Untersuchung darüber, ob glückliche Menschen immer automatisch einen ausgewogenen Mineralstoff- und Spurenelementehaushalt haben und traurige einen Mangel, und ob man als Umkehrschluss nicht krank wird, wenn man glücklich ist. Mein Gefühl sagt mir allerdings, dass da was dran sein muss.

Futter – was wir in unsere Pferde hineinstopfen

Pferdefütterung damals und heute – so mancher Landwirt würde sich im Grabe umdrehen, wüsste er, wie sich die Futterkammer zur Miniapotheke gewandelt hat. Und was nutzt es? Mancher Pferdebesitzer nennt seinen Hafermotor auf vier Beinen liebevoll sein größtes Sparschwein. Das halbe Gehalt bekommt der Tierarzt, und die Haushaltskasse landet zum Großteil beim Spezialfuttermittelhersteller. Mancher Pferdehalter ist kurz davor, einen Dauerauftrag einzurichten. Denn noch nie waren unsere Pferde so anfällig wie heute: Allergien, Stoffwechselkrankheiten, Rehe, Mauke, Ekzeme, Tumore, Krebs... Und die Industrie verkauft Pülverchen um Mittelchen und reibt sich ebenso die Hände wie die Pharmakollegen. Warum aber sind unsere Pferde so ungesund?

Alte Stallmeister geistern durchs Internet und erklären die neumodischen Fütterungswissenschaften für verrückt. Früher – da habe sich niemand großartig darum gekümmert. Die Pferde haben auf dem Feld geschuftet oder Wagen und Kutsche gezogen, bekamen Hafer, Heu und Gras – und waren gesund. Mussten sie auch sein, denn sonst kamen sie in die Wurst. Ich weiß nicht, wie die Lebenserwartung der Pferde sich innerhalb der letzten fünfzig Jahre verändert hat, vermutlich wird man auch keine vergleichbare Statistik zustande bekommen.

Nur, die Zeiten haben sich geändert.

Einerseits ist es sicherlich so, dass wir den Nahrungsbedarf eines Arbeitspferdes von damals nie mit dem eines Sport- oder Freizeitpferdes von heute vergleichen können. Die Pferde

müssen – bis auf wenige Ausnahmen – nicht mehr das leisten, was ihnen früher abverlangt wurde.
Andererseits steckt heute in Gras, Heu und Hafer nicht mehr dasselbe, wie noch vor fünfzig Jahren. Wir haben keine inhaltsreichen Kräuterwiesen mehr, sondern Monokultur Gras, das meist obendrein mit Pestiziden und Düngemitteln verseucht ist. Was bleibt, ist zufüttern. Und zwar Nährstoffe, Mineralien und Spurenelemente. Aber gewusst wie.
Es gibt zu Dutzenden gute Fachbücher über Pferdefütterung auf dem Markt, die man nicht in einem einzigen Kapitel zusammenfassen kann. Wohl aber weisen wir noch einmal darauf hin, dass eine gezielte Mineraliengabe ebenso wichtig ist wie ein ausgewogenes Verhältnis Raufutter/Saftfutter/Kraftfutter.
Die meisten Pferde bei uns bekommen viel zu wenig (hochwertiges) Raufutter. Und viel zu selten! Kaum eines dagegen bekommt zu wenig Kraftfutter – eher umgekehrt. Und wenn dann nach lauter Beinahe-Stehtagen einmal die Woche sonntags der Dreistundengewaltmarsch durchs Gelände folgt, wundert man sich (nicht!), dass es in Kreuzverschlag oder noch Schlimmerem endet.
Der Verdauungsapparat des Weidetiers Pferd ist für permanente Nahrungsaufnahme konzipiert. Sorgen Sie also dafür, dass Ihr Pferd immer etwas zu knabbern hat (übrigens auch gern zwischendurch Äste). Und: Raufutter immer einige Zeit VOR der Kraftfuttergabe anbieten.
Außerdem möchten wir noch einmal die Wichtigkeit sinnvoller Mineraliengabe betonen. Sparen Sie sich und Ihrem Pferd zu kalziumlastige Billigmineralfutter. In der klassischen Heu/Hafer/Mineralstofffütterung bekommen unsere Pferde zu viel Energie bei zu geringer Vitalstoffversorgung.
Achten Sie außerdem auf eine vielseitige, organische Ernährung:

- hochwertige Ölfrüchte und deren kaltgepresste Öle (aus Getreidekeimen, Sonnenblumenkernen und Leinsamen),
- Kräuter, Gemüse und Früchte als Lieferanten wertvoller sekundärer Pflanzenstoffe,
- verdauungsaktivierende Nahrungsbestandteile wie Malz, Hefe, Kieselgur, Heilerde und Kräuter,
- organisch gebundene und hochverwertbare Spurenelemente zur Vorbeugung von Stoffwechselerkrankungen.

Mangelerscheinungen und ihre Folgen verlaufen schleichend. Wenn die Depots sich leeren, kommt es erst zu Zipperlein und „Unarten", später zu chronischen, manchmal irreversiblen Krankheiten. Denn zuerst mobilisiert der Körper seine Speicher, beispielsweise aus Fettgewebe, Knochen, Leber. Dann treten erste Mangelsymptome auf: Schuppenbildung, Schweifjucken, glanzloses Fell, Scheuen, Infektanfälligkeit, Hufprobleme, Fruchtbarkeitsstörungen, Mauke. Danach kommt es zu „richtigen" Erkrankungen: Gelenk- und Muskelerkrankungen, chronische oder allergische Bronchitis, Allergien, Durchfall, Hufrehe, Cushing, Ekzem – und irgendwann tritt der Tod ein.

Dr. Linus Pauling, zweimaliger Nobelpreisträger, sagt: „Man kann jede Erkrankung, jede Krankheit, jedes Leiden auf einen Mineralstoffmangel zurückführen."

Vielleicht erkennen Sie Ihr Pferd ja in einer der folgenden Beschreibungen wieder, die uns freundlicherweise von Dr. Susanne Weyrauch von der Firma St. Hippolyt zur Verfügung gestellt wurde:

Zinkmangel beeinträchtigt:

Wundheilung (Mauke), Schleimhautbildung (Darm-, Gebärmutter- sowie Bronchialschleimhaut), Fruchtbarkeit, Wachstum, Immunsystem und Augenlicht. Es kommt zu Parasitenbefall, Fell- und Hufproblemen, Abmagerung, Mäkeligkeit, „Geistersehen“.

Kupfermangel begünstigt:
Pigmentierungsstörungen, „Kupferbrille“, Osteoporose, Arthrose, Knorpelschäden, Blutarmut/Verminderung der weißen Blutkörperchen, Störungen des zentralen Nervensystems, Wachstumsstörungen.

Ein Mangel an **Mangan** zeigt sich an Störungen im Bereich: Fruchtbarkeit, Knochen- und Zahnbildung, Leber- und Pankreasfunktion: Arginase (Harnstoffzyklus), Pankreasenzyme (Abbau von Aminosäuren), Freisetzung von Insulin, Pigmentbildung (Melaninbildung), Neurotransmitterbildung (Dopamin), Gewebeentsäuerung/Milchsäureabbau (Pyruvat-Carboxylase). Es kommt zu Hufrehe, Kreuzverschlag, Dermatitis, Kropfbildung, ... Mangan erhöht die Stressresistenz (Aktivierung der Mn-Superoxid-Dismutase und bessere Verwertung von Vitamin B1).

Selenmangel zeigt sich durch: Muskel- und Leberschäden, Infektanfälligkeit, Haarausfall, Schuppenbildung, Fruchtbarkeits- und Wachstumsstörungen. Selen dient der Aktivierung der Schilddrüsenhormone, Körperentgiftung, Ausleitung von Schwermetallen (stabile Metallselenide).

Magnesiummangel führt zu:
Antriebslosigkeit oder Nervosität, Muskelverspannungen, Muskelkrämpfen, Herzproblemen, angelaufenen Beinen, Koliken, Übersäuerungserscheinungen, Muskelproblemen.

Kobalt:
ist das Zentralatom des Vitamins B12 und somit zuständig für

Zellreifung, -teilung und -wachstum, Bildung „knackiger“ roter Blutkörperchen, Förderung des Appetits, Carnitinsynthese (Muskelarbeit), Methionin/Cholin-Synthese (das heißt Eiweißsynthese).

Mineralstoffe und Spurenelemente

Dr. Wilhelm Schüßler (1821 bis 1898) entdeckte, dass Krankheiten entstehen, wenn der Mineralstoffhaushalt der Zellen gestört ist. Mineralsalze sind für unseren Körper lebenswichtige Bestandteile der Zellen und steuern die biochemischen Vorgänge. Von A wie Arterien bis Z wie Zähne sind sie überall vorhanden. Ein gesunder Pferdedarm hat unserem einiges voraus: Pferde können sämtliche Mineralien, Spurenelemente und sogar Vitamine bis hin zum C-Vitamin selbst bilden. Aber dazu muss der Darm zu hundert Prozent gesund sein: Ich wage keine Schätzung, bei wie vielen Pferden (und Menschen) das tatsächlich der Fall ist.

Nun gibt es auf dem Markt – sei es für Pferde wie für Menschen – eine unglaubliche Fülle an chemisch hergestellten Mineralstoffen und Zusatzfuttermitteln. Der Haken an der Sache: Fragt man Futterexperten und Heilpraktiker, so können wir diese chemischen Stoffe nur zu einem ganz geringen Teil – wenn überhaupt – aufspalten und verwerten. Achten Sie beim Kauf daher unbedingt darauf, wie diese Mineralien, Öle und Spurenelemente gewonnen wurden. Leider ist das nicht deklarationspflichtig. Faustregel: Am besten fährt der Körper mit natürlichen Stoffen. Die darin enthaltenen Wirkstoffe erkennt er und kann sie aufschließen. Aber auch ein hochwertiges Öl kann seine Wirkung verlieren, wenn es bei der Herstellung über vierzig Grad erhitzt wurde!

Die Mineralsalze nach Dr. Schüßler sind so aufbereitet, dass sie für die Körperzellen zugänglich sind. Sie unterstützen sogar die Aufnahme von handelsüblichen Mineralien und wir-

ken auch „alleine" hervorragend, um die Selbstheilungskräfte des Körpers zu mobilisieren.
Durch die Zuführung dieser durchnummerierten Salze kann der Mineralstoffhaushalt im Körper sich wieder normalisieren und stabilisieren. Schüßlers Idee bei seinen heilenden Mineralsalzen war eine „Volksmedizin". Die Homöopathie mit ihren vielen hundert Mitteln war ihm für den Hausgebrauch zu kompliziert. Schüßler kam mit zwölf Mineralsalzen aus, mit denen er seine Patienten erfolgreich behandelte. Seine Schüler ergänzten sie um zwölf weitere, mit denen man so gut wie alle alltäglichen Beschwerden und Krankheiten bei Mensch und Tier wirksam und risikolos behandeln kann. Da diese Mineralsalze letztlich alle sowohl Bestandteile unseres Körpers als auch homöopathisch verdünnt sind, schaden sie uns nicht einmal in einer Fehl- oder Überdosierung.

Kalziumfluorid (Calcium fluoratum, Salz Nummer 1) ist gut für Bindegewebe und Sehnen, macht Narben weich.

Kalziumphosphat (Calcium phosphoricum, Salz Nummer 2) hilft nach Knochenbrüchen und stärkt als Aufbaumittel.

Eisenphosphat (Ferrum phosphoricum, Salz Nummer 3) kommt in allen Zellen vor. Es ist ein prima Ersthelfer bei leichtem Fieber, Erkältungen und Entzündungen aller Art.

Kaliumchlorid (Kalium chloratum, Salz Nummer 4) findet Verwendung im zweiten Entzündungsstadium, also wenn die Erkältung heftig durchkommt, und kräftigt Nerven und Muskeln.

Kaliumphosphat (Kalium phosphoricum, Salz Nummer 5) ist das „Nervensalz": Kopfschmerz, Reizbarkeit, Gedächtnisschwäche und Erschöpfungszustände sollen hiermit Linderung finden.

Kaliumsulfat (Kalium sulfuricum, Salz Nummer 6) hilft im dritten Entzündungsstadium und bei chronischen Verläufen, es ist das Haut- und Schleimhautmittel.

Magnesiumphosphat (Magnesium phosphporicum, Salz Nummer 7) ist vor allem als „Heiße Sieben" bekannt: Zehn Tabletten davon in einem Glas heißen Wasser aufgelöst, wirken Wunder bei Schmerzen und Krämpfen.

Natriumchlorid (Natrium chloratum, Salz Nummer 8) reguliert den Wasserhaushalt im Körper und ist gut gegen chronische Verstopfung und rheumatische Beschwerden.

Natriumphosphat (Natrium phosphoricum, Salz Nummer 9) ist das zweite Rheumamittel. Außerdem hilft es bei Verdauungsbeschwerden und Stoffwechselkrankheiten.

Glaubersalz (Natrium sulfuricum, Salz Nummer 10) ist das biochemische Ausleitungsmittel für den Leber/Galle/Nierenkomplex und hilft bei Ödemen.

Kieselerde (Silicea, Salz Nummer 11) ist wichtig für Haare, Haut und Nägel und hilft dem Bindegewebe.

Kalziumsulfat (Calcium sulfuricum, Salz Nummer 12) wirkt entzündungshemmend auf die Haut und fördert die Zellbildung.

Die Ergänzungsmittel mit den Nummern 13 bis 24 seien hier nur am Rande erwähnt. Da viele Pferde jedoch unter Spuren-

elementemangel im Bereich Zink, Kupfer und Mangan leiden, würde ich einen Versuch mit Nr. 17 Manganum sulfuricum, Nr. 21 Zincum chloratum und Nr. 19 Cuprum arsenicosum wagen.
Schüßler-Salze gibt es als Milchzuckertabletten, die sich leicht in Wasser auflösen lassen oder direkt gelutscht werden (langsam! Die Aufnahme erfolgt am besten über die Mundschleimhaut). Ähnlich wie bei der Homöopathie gilt für die Dosierung: in akuten Fällen alle paar Minuten eine Tablette (oder ein paar mehr beim Pferd), in chronischen Fällen mehrmals täglich eine oder mehrere Tabletten.
Und: Es gibt die ersten elf Schüßler-Salze auch in Salbenform. Besonders erwähnen möchte ich hier Calcium fluoratum gegen harte Narben, Ferrum phosphoricum für kleinere Verletzungen, Natrium chloratum bei trockener Haut und Natrium sulfuricum bei Ödemen, Schwellungen und nässenden Ausschlägen. Biochemie nach Dr. Schüßler ist rezeptfrei in Apotheken erhältlich.

Anja und Pijak

„Pijak hatte Anfang letzten Jahres starke Probleme mit den Augen. Er hatte eine Hornhautentzündung von innen und einen Augenpilz (wahrscheinlich Aspergellen). Weder cortisonhaltige Augensalben noch eine Behandlung mit Antibiotika brachten Besserung. Die Untersuchung in einer Tierklinik war zunächst schockierend, denn man gab mir zwei Behandlungsmöglichkeiten mit auf den Weg: das Auge mit einem Laser abschaben zu lassen oder, wenn das nichts helfen würde, das Auge zu entfernen. Zu dem Zeitpunkt konsultierte ich eine Homöopathin. Ich setzte auf ihr Anraten die Salben ab und gab ein homöopathisches Mittel. Damals kam mir schon die Idee, dass das Ganze etwas mit mir zu tun haben könnte. Nun bekam ich die Gelegenheit, Pijak einer Frau vorzustellen, die Animal-Talk praktiziert.

Sie war auf einmal einfach da. Vorher hatte ich noch nie etwas von dieser Art der Kommunikation mit Tieren gehört. Während des Gesprächs kamen einige interessante Dinge heraus. Vor allem, dass diese Augenkrankheit durchaus etwas mit mir zu tun hatte.
Einen Tag nach dem Animal-Talk war bereits eine Verbesserung am Auge zu erkennen. Ich konnte es selbst zunächst nicht so recht glauben, dachte, dass ich mir das einbilde. Erst nachdem mich auch andere Personen darauf angesprochen hatten, fühlte ich meine Wahrnehmung bestätigt. Es ging dann recht schnell. Kurze Zeit später war das Auge wieder vollkommen in Ordnung. Es war sicherlich die Kombination aus Homöopathie und dem Animal-Talk, die meinem Pferd geholfen hat. Die größte Veränderung aber trat meines Erachtens nach dem Animal-Talk auf."

Anja Spoo, Wilhelmshaven

Dies ist ein gutes Beispiel dafür, warum Carola und ich den klaren Unterschied zwischen Kommunikation und Behandlung für so wichtig erachten. In diesem Fall wissen wir nicht genau, was die Tierkommunikatorin wirklich machte – und die Pferdebesitzerin ebenso wenig. Wichtig ist, immer von Anfang an klarzustellen, welche Arbeit die Dolmetscherin machen soll – wir gehen davon aus, dass Tierkommunikation keine Krankheiten heilt. Aber gute Energien können bei allem helfen. Also, was ist hier passiert? War es die Homöopathin, deren Behandlung schon bei der Terminvereinbarung begann, oder war es die Tierdolmetscherin, die mehr tat, als sie sollte und erklärte?

Carolas und Karins Kräuterkiste

Bei unseren Kommunikationen mit Pferden und anderen Tieren stoßen wir immer wieder auf „Zipperlein" und Krankheitsbilder, die sich mit Heilpflanzen und Hausmitteln zumindest wunderbar unterstützend behandeln lassen. Ein paar wissenswerte Rezepte und Kräuterlein für den Hausgebrauch haben Carola und ich hier für Sie zusammengestellt. *„Wildpferde haben früher jederzeit zu sich nehmen können, was sie brauchten. Die Steppen und Ebenen stellten die Flora zur Verfügung, die alles Notwendige beinhaltete, damit alle Tiere sämtliche Vitamine und Mineralien aufnehmen konnten. Außerdem führte das Draußensein dazu, dass sie sogar Nahrung durch die Sonne bekamen. Auch daran mangelt es vielen unserer heute lebenden Pferde sehr. Auf unseren heutigen Wiesen und Weiden sind Kräuter und Gewächse, die wie natürliche Heilmittel für Pferde fungieren, nahezu ausgerottet.*

Es gibt eine Unmenge unterschiedlicher Kräuter, die man unterstützend, vorbeugend und aufbauend geben kann. Hier finden Sie eine kleine Liste mit Kräutern und Hausmitteln, von denen wir viel halten. Denken Sie daran, immer zuerst einen Tierarzt zu konsultieren. Überhöhen Sie die Dosis niemals, geben Sie nur die angegebene Menge und mischen Sie nicht alles wild durcheinander, nur weil es dem Pferd dadurch besser gehen KÖNNTE. Meist ist weniger viel mehr. Viel Glück!“

Einzelne Kräuter und Heilpflanzen

Knoblauch:

Knoblauch kann frisch, getrocknet, gepresst, gehackt oder pulverisiert gegeben werden, ganz wie Sie wollen. Er stärkt das Immunsystem, die körpereigenen Abwehrkräfte, ist gut bei Infektionen, hilft Zecken und andere lästige Insekten fernzuhalten (wenn man ihn regelmäßig gibt, mindestens ein Jahr lang!). Er kann mit allen möglichen anderen Kräutern gemischt werden.

Tipp: Gehobelter Knoblauch riecht nicht so stark, ist leicht aufzubewahren und nicht so teuer. Dosierung: Eine Knoblauchzehe oder ein Teelöffel täglich.

Gelbwurz/Kurkuma:
Gelbwurz wirkt entzündungshemmend. Es ist das Phenylbutazon von Mutter Natur. Es heilt und stärkt die Gelenkflüssigkeit, wirkt sogar etwas schmerzstillend, gut für Gelenke und Muskeln. Ich habe sehr gute Resultate bei Pferden erzielt, die an Borreliose erkrankt sind/waren. Gelbwurz hat eine abführende Wirkung und beeinflusst sogar Leber und Galle positiv. Es ist als ganze Blume oder Pulver erhältlich. Gelbwurz hat eine heilende Wirkung bei Magengeschwüren und anderen äußerlichen wie innerlichen Geschwüren (Gabe erfolgt oral). Kann mit allen anderen Kräutern gemischt werden.
Tipp: Viele Pferde verabscheuen den Geruch, mischen Sie deshalb die Gelbwurz mit ein bisschen Rübenschnitzeln. Dosierung: Im Allgemeinen, zur Vorbeugung ein Teelöffel täglich. Bei steifen, knackenden Gelenken: ein Esslöffel täglich, mindestens zwei Monate lang. Bei Borreliose: ein Deziliter/Tag mindestens zwei, besser vier Monate lang.
Bei wiederkommenden Gelenkproblemen das ganze Jahr über mindestens einen Esslöffel täglich geben.

Brennnessel:
Brennnesseln sind hervorragende blutreinigende und blutbildende Heilpflanzen. Brennnesseltee senkt den Blutzuckerspiegel und hat guten Einfluss auf die Bauchspeicheldrüse. Brennnessel hilft dank der harntreibenden Wirkung bei Flüssigkeitsansammlungen im Körper.
Sie beinhaltet viel Eisen, wirkt zusammen mit Petersilie blutreinigend und ist gut für trächtige Stuten, für Pferde, die die Lebenslust verloren haben, für müde, magere, schlaffe Pferde und in akuten Hufreheschüben. Kann mit allen möglichen anderen Kräutern gemischt werden.
Tipp: Lassen Sie Brennnesseln in Ihrem Garten stehen, pflücken Sie sie kurz bevor sie blühen und hängen Sie sie zum

Trocknen auf. Dosierung: In den ersten drei Tagen drei Deziliter/Tag. Danach ein Deziliter täglich, mindestens einen Monat lang. Ich gebe meinen Pferden Brennnessel auch in Wachstumsperioden oder bei härterer Anstrengung.

Süßholz:
Süßholz ist eine krampflösende und schleimlösende Wurzel, sie hat heilende Wirkung auf die Schleimhäute der Luftröhre, Lunge und im Rachen/Schlund. Süßholz leistet Abhilfe bei chronischem Husten und bei Erkältungen, die hartnäckig festsitzen. Sollte nicht trächtigen Stuten gegeben werden. Kann mit allen anderen Kräutern gemischt werden.
Tipp: Gehackt oder als Pulver geben. Dosierung: Bei chronischem Husten zwei Esslöffel täglich, zwei Monate lang. Bei schweren Erkältungsbeschwerden: drei Esslöffel täglich drei Tage lang, danach täglich zwei Esslöffel, bis die Erkältung vorüber ist. Dann stellt man um auf zwei Teelöffel täglich. Wenn der Husten wiederkommt, kehrt man zur obenstehenden Dosierung zurück. Süßholz kann auch vorbeugend das ganze Jahr über gegeben werden.

Petersilie:
Petersilie wirkt harntreibend und in Verbindung mit Brennnessel blutreinigend. Die Petersilie ist ein unschätzbarer Geschmacksverstärker für wählerische, anspruchsvolle Pferde. Man kauft sie am besten getrocknet. Petersilie kann mit allen anderen Kräutern gemischt werden.
Tipp: Etwas Petersilie über das Futter von wählerischen Pferden streuen.

Schwarzer Pfeffer:
Schwarzer Pfeffer fördert das natürliche Gleichgewicht im Darm. Darüber hinaus ist schwarzer Pfeffer ein weiterer

Geschmacksverstärker, den viele Pferde lieben. Schwarzer Pfeffer stimuliert den Darm und die Darmflora, er hilft mit, Infektionen vom Verdauungssystem fernzuhalten und ist appetitanregend. Pferde können allerdings sehr negativ reagieren, wenn man am Anfang zu viel gibt. Langsam steigern!
Tipp: Nicht einweichen lassen, das verstärkt den Geschmack zu sehr.
Dosierung: Mit einer kleinen Prise direkt vor der Mahlzeit übers Futter gestreut beginnen, dann bis maximal einen Esslöffel pro Tag steigern. Vorsicht: Auf Dauer kann Pfeffer die Schleimhäute zerstören!

Salbei:
Salbei steigert die Energie im Körper. Man kann ihn sehr gut getrocknet anbieten. Kochen Sie sich selber auch mal einen Salbeitee! Salbei wird mit gutem Erfolg bei Krämpfen angewendet, bei Drüsenkrankheiten und Gelenkbeschwerden. Er löst Schleim in den Atmungsorganen und im Magen. Kann mit allen anderen Kräutern gemischt werden. Achtung: Darf nicht bei trächtigen Stuten angewendet werden.
Tipp: Kann säugenden Stuten zum Abstillen gegeben werden, da Salbei die Milchproduktion vermindert. Dosierung: Als Schleimlöser ein Esslöffel morgens und abends bis das Pferd gesund ist. Als Milchstopp ein Deziliter am Tag, bis die Milch versiegt.

Ingwer:
Ist nach der chinesischen Lehre der fünf Elemente gut fürs Feuer. Ein Glas Tee vor dem Schlafengehen erdet und bringt zur Ruhe, momentan gibt es Forschungen, die sich auf die Wirkung von Ingwer gegen Krebs, Parkinson und Alzheimer stürzen. Für Pferde ist Ingwer besonders wegen seiner darmstimulierenden, schmerzstillenden (!) und entzündungshem-

menden Wirkung v.a. bei Lahmheiten, Einschüssen und rheumatischen Prozessen geschätzt. Man vermutet auch eine positive Wirkung bei Melanomen und Parasitenbefall.
Dosierung: Etwa fünfzehn Gramm am Tag (gerechnet für ein 500 kg Pferd – gern auf mehrere Mahlzeiten verteilt) sollten bereits binnen ein, zwei Tagen Wirkung zeigen, sonst die Dosis in drei-Gramm-Schritten steigern, bis Wirkung eintritt. Bei chronischen Beschwerden kann die Dauergabe allmählich reduziert und schließlich halbiert werden.
Tipp: Langsam angewöhnen und unters Futter mischen! Am besten wirkt frisch gemahlener Ingwer aus Afrika, da diese Sorten am meisten Wirkstoffe (Gingerole) enthalten. Ingwer unbedingt gut verschlossen im Kühlschrank lagern. Und übrigens: Ingwer zählt zu den Dopingmitteln! Bezugsquellen für Ingwer und andere Kräuter finden Sie im Serviceteil.

Aloe Vera:
Der Saft bzw. das Gel aus dieser unscheinbaren, bitteren Fettpflanze enthält jede Menge Vitalstoffe, die sich äußerst positiv auf die Gesundheit von Mensch und Tier auswirken und – ähnlich wie kolloidales Silber – wie ein natürliches Antibiotikum wirken. Seit der Antike wird Aloe Vera eingesetzt, um die Immunabwehr zu stärken, den Wundheilungsprozess zu fördern, den Stoffwechsel zu mobilisieren, zu entgiften und die Zellerneuerung zu fördern, Krankheitserreger abzuwehren (entzündungshemmend und keimtötend), die Verdauung zu unterstützen und vieles mehr. Aloe Vera lässt sich äußerlich wie innerlich anwenden.
Tipp: Bei der Vielzahl der auf dem Markt erhältlichen Produkte sollten Sie besonders auf die schonende Herstellungsweise achten. Und: Es sollten möglichst weder Aloin, Barbaloin oder Emodin enthalten sein, weil diese Substanzen aus der äußeren Blattschicht der Aloe Vera stark abführend wirken.

Zitrone:
Wenn das Pferd Rückenbeschwerden hat, gegen die nichts zu helfen scheint, können die Nieren verschlackt oder zugesetzt sein, auf niedrigem Niveau arbeiten, zu viele Bakterien, schlechte Werte haben. Zitrone ist ein wahres Wundermittel für die Nieren des Pferdes (auch für unsere). Zitronensaft stimuliert, frisch gepresst oder aus der Flasche, den Haushalt in Nieren und Harnleiter und schwemmt Bakterien aus.
Dosierung: Eine Zitrone täglich oder ein Siebtel aus der Literflasche sollte mindesten drei bis vier Wochen am Stück eingenommen werden, um den bestmöglichen Effekt zu erzielen. Reinigt und klärt.
Pferde lieben Zitronen und die Schwellung über den Nieren verschwindet gewöhnlich nach etwa drei Wochen. Die Nieren werden gereinigt, die Bakterienabwehr stabilisiert sich sogar bis hinunter in die Harnleiter. Achtung: Nicht bei chronischen Darmentzündungen u.Ä. anwenden!

Kolloidales Silber:
Dieses natürliche Antibiotikum ist nichts anderes als elektrisch geladene Silberteilchen in Wasser. Es tötet alle einzelligen Parasiten sofort ab (Pilze, Bakterien und Viren), hat keine Nebenwirkungen und kann äußerlich wie innerlich bei Mensch und Tier eingesetzt werden, zur Wundbehandlung, bei Krankheiten und zur Prophylaxe. Sie können das kolloidale Silber unters Futter, ins Trinkwasser geben oder direkt ins Maul verabreichen.
Tipp: Kursteilnehmer haben mir auch schon von erfolgreicher äußerlicher Anwendung von kolloidalem Silber bei offenen Wunden erzählt. Angeblich kann man es sogar injizieren. Selbst bei Pflanzen können Sie es mit Silberkolloid gegen Parasiten probieren: auf die Blätter sprühen oder in die Gießkanne geben.

Hausmittel

Wenden Sie Kräuter und andere Hausmittel immer in Maßen und nach Absprache mit dem Tierarzt oder Heilpraktiker an. Unsere Dosierungen sind als Richtlinien zu verstehen.

Erkältungsbeschwerden:
Einen Esslöffel Süßholz, einen Teelöffel Knoblauch, zwei Teelöffel Salbei mischen und füttern, bis die Erkältung vorbei ist.

Chronischer Husten:
Zwei Esslöffel Süßholz täglich, mindestens zwei Monate lang.

Akuter Husten:
Vier bis fünf frische Zwiebeln hacken oder in Ringe schneiden und zweimal täglich übers Kraftfutter geben. Wirkt schleimlösend, krampflösend und reizstillend.

Elf-Kräuter-Hustenteemischung:
Je 80 Gramm Thymian, Isländisches Moos und Salbei, 50 Gramm Anis, Fenchel, Huflattich und Lungenkraut, 100 Gramm Eibisch und wilde Malve, 130 Gramm Spitzwegerich und 200 Gramm Zinnkraut mischen. Zweimal täglich eine kleine Hand voll überbrühen, zehn Minuten ziehen lasen und übers Futter geben.

Entschlacken und Blutreinigen:
Zum Ausreinigen von Schlackenprodukten bei kranken, arg mitgenommenen Pferden. Blutreinigend und stimulierend für das gesamte Reinigungssystem mit verblüffendem Effekt ist die folgende Teemischung: Einen Teelöffel Brennnessel und einen Teelöffel Petersilie mit zwei Deziliter heißem Was-

ser übergießen. Zehn Minuten stehen lassen, bevor der Tee übers Kraftfutter verabreicht wird. Drei Wochen lang täglich einmal geben.

Bach-Blüten

Nicht nur die so genannten Rescue- oder Notfalltropfen sind als erste Hilfe für Mensch und Tier sehr nützlich. Wenn man ehrlich zu sich selbst ist (!), ist es ein Leichtes, über Bücher oder Fragebögen aus dem Internet zum Beispiel die richtige Bach-Blütenmischung für sich und sein Pferd herauszufinden. Richtig gelesen: Für Sie und Ihr Pferd! Es wirkt einfach besser, wenn Sie beide die Tropfen nehmen, die Dr. Edward Bach entwickelt hat.
Dr. Edward Bach (1886 bis 1936) entdeckte und entwickelte in England Essenzen aus 37 Wildpflanzenblüten, der Verdünnung von heilkräftigem Felsquellwasser die gegen „negative Gemütszustände" wie Kummer, Sorge, Unruhe, Angst, Wut, Mutlosigkeit, Einsamkeit und Unsicherheit helfen. Darüber hinaus kreierte er die Notfalltropfen – „rescue remedys"– eine Mischung aus fünf Blütenessenzen. Ihm war der Zusammenhang zwischen seelischen Zuständen und physischen Krankheiten aufgefallen. Für ihn war jede Krankheit eine Botschaft an ihren Träger, dass etwas außer Balance geraten war. Durch die Blütenmischungen hoffte er, die Harmonie zwischen Körper, Geist und Seele wieder herstellen zu können. Der Herstellungsprozess war und ist denkbar einfach: Die gepflückten Blüten wurden in Glasschalen mit Quellwasser gestellt und drei, vier Stunden ins Sonnenlicht gestellt. Auf diese Weise überführten sie ihre Information, die heilenden Eigenschaften.
Bach füllte seine Essenzen, mit Brandy konserviert, in Konzentratfläschchen ab, die mittlerweile fast jede gut sortierte Apotheke vorrätig hat. Bitte verwenden Sie die Konzentrate niemals pur, sondern verdünnen Sie: ein paar Tropfen Kon-

zentrat in ein Fläschchen mit ca. 30 ml Wasser und Alkohol zum Konservieren. Die meisten Apotheker mischen Ihnen Ihre individuelle Mischung in kleine Pipettenfläschchen ab. Sagen Sie dazu, wenn Sie die Tropfen für ein Tier oder Kind bestellen, dann konserviert man nicht mit Alkohol sondern mit Apfelessig. Und sogar Pflanzen können Sie mit Bach-Blüten stimulieren.
Gute Bücher zum Thema Bach-Blüten finden Sie in jeder Buchhandlung (siehe auch im Serviceteil auf S. 204). Übrigens gibt es die Notfalltropfen auch als Creme. Sie hilft wunderbar bei allerlei Verletzungen.

Nach ihren Haupteigenschaften sind die Bach-Blüten in sieben Gruppen unterteilt:
1. Angst und Befürchtungen:
Aspen, Cherry Plum, Mimulus, Red Chestnut, Rock Rose.
2. Unsicherheit:
Cerato, Gentian, Gorse, Hornbeam, Scleranthus, Wild Oat.
3. Mangelndes Interesse für die Gegenwart:
Clematis, Chestnut Bud, Honeysuckle, Mustard, Olive,White Chestnut, Wild Rose
4. Einsamkeit und Isolation:
Heather, Impatiens, Water Violet
5. Überempfindlichkeit:
Agrimony, Centaury, Holly, Walnut
6. Mutlosigkeit und Verzweiflung:
Crab Apple, Elm, Larch, Oak, Pine, Star of Bethlehem, Sweet Chestnut, Willow
7. Übertriebene Sorge um andere:
Beech, Chicory, Rock Water, Vervain, Vine, Rescue Remedy

Dies sind ein paar von Carolas und meinen Favoriten, die man gut bei Pferd und Besitzer anwenden kann:

Rock Rose:
Schreck, extreme Angst, Panik durch eine Unfallsituation, panikartige Alpträume.
Rock Water:
Strenge, festgefahrene Ansichten, verdrängte Bedürfnisse, Härte gegen sich selbst.
Chestnut Bud:
Tendenz, die gleichen Fehler wieder zu machen.
Unverarbeitete Erfahrungen, man kann nichts daraus lernen.
Sweet Chestnut:
Seelisch am Ende, abgrundtiefe Verzweiflung, hat seine Grenze erreicht, sieht alles schwarz.
Elm:
Verunsichert und erschöpft durch neue Situationen, Gefühl nicht auszureichen, Verantwortung wird als zu schwer erlebt.
Walnut:
Unsicherheit, große Beeinflussbarkeit durch Außen, kann sich nicht umstellen in Phasen der Veränderung und neuen Situationen.
White Chestnut:
Schwierigkeit sich aus Gedankenkarussellen zu befreien, verkrampft, kann sich nicht entspannen.
Wild Rose:
Mangel an Engagement bis hin zur Teilnahmslosigkeit, Apathie, Resignation, innere Kapitulation.
Impatiens:
Ungeduld, innere Anspannung, Reizbarkeit, übertriebene Reaktionen.
Rescue Remedy:
Die Notfalltropfen: eine Kombination aus fünf verschiedenen Blüten: Cherry Plum, Clematis, Impatiens, Rock Rose, Star of Bethlehem. Bei allen akuten Problemen oder Traumen, physischen oder psychischen Stresssituationen, Schock,

aufgewühlten Gefühlen, vor dem Zahnarztbesuch ebenso wie vor dem Verladen einsetzbar.
Zusammen mit Gorse können die Notfalltropfen für Tier und Halter als Entscheidungshilfe zum Leben oder Sterben dienen.

Als Schlüsseltropfen setze ich meist zuallererst **Star of Bethlehem** (knackt alte Traumen und Wunden, dient der Überwindung von Schockfolgen und nicht verarbeiteten Erlebnissen) oder **Larch** (für mehr Sicherheit und Selbstvertrauen, zur Stabiliserung) ein.

Rescue Cream:
Dies sind die Notfalltropfen als Creme, hier ist noch Crab Apple zugesetzt. Die Salbe funktioniert wie ein Universalmittel gegen Verletzungen aller Art, von Brandwunden bis blauen Flecken, von Insektenstichen bis Erkältung (dazu eine dünne Schicht auf die Brust auftragen).

Carola und ich wenden die Bach-Blüten für den Hausgebrauch an und wählen nach Gefühl, was wir brauchen. Wenn Sie Zweifel haben, lassen Sie sich in einer guten Apotheke oder beim (Tier)Heilpraktiker beraten oder kaufen Sie sich ein Buch zum Thema.

Jerry und Christel-Maria

„Hallo Karin! Ich weiß nicht, ob Jerry für mich eine Krankheit mit getragen hat. Jedenfalls ist bei ihm in dem Winter, in dem ich ihn bekommen sollte, die Stauballergie aufgetreten. Dazu muss ich sagen, dass ich allergisches Asthma habe, und gerade auch bei Staub extrem mit Atemnot reagiert habe (zur Zeit bin ich medikamentös gut eingestellt). Ich habe ihn kennen gelernt, da war von Verkauf und Kauf noch keine Rede. Immer, wenn ich die Schwie-

gereltern besucht habe, konnte ich mit meiner Schwägerin ausreiten. Sie und eine Freundin hatten ein eigenes Pferd und eben Jerry. Ein Kindheitstraum ging in Erfüllung! Wir waren immer draußen im Gelände und auch Putzen war draußen angesagt. Aber manchmal bin ich nicht mal zur Hälfte mit Jerry fertig gewesen, da konnte ich schon nicht mehr stehen und richtig atmen. Das war ätzend. Aber sobald ich auf dem Pferd saß und wir losritten, wurde es besser. Das ging vielleicht drei Jahre so. Dann musste die Freundin Jerry verkaufen, weil sie aus beruflichen Gründen wegging, und nur das andere Pferd mitnehmen konnte. Als das klar wurde und ich mich nicht von Jerry trennen wollte, trotz seines eigenwilligen Charakters, entschloss ich mich, die Möglichkeit in Betracht zu ziehen, ihn zu kaufen. Schwupps, in dem Winter bekam er einen Husten, der als Stauballergie diagnostiziert wurde. Der Tierarzt riet zur totalen Offenstallhaltung und gutem Heu, Silage, oder gewässertem Heu und keiner Stroheinstreu! Etwas anderes als Offenstall wäre wegen meiner Allergie und auch der artgerechteren Haltung wegen sowieso gar nicht in Frage gekommen. Ich kümmerte mich intensiv um Jerry, sorgte für gutes (Bio-)Heu, Späneeinstreu im Offenstall, leichte Bewegung und Medizin vom Tierarzt. Den zweiten Winter haben wir mit Silage noch besser über die Runden gekriegt. Dann kam ein Stallwechsel, zwar auch Offenstall, aber mehr Stroh und das Heu war auch oft schon sehr staubig (voller Gräserpollen). Auch da stiegen wir später, dank der toleranten und tollen Unterstützung der Hofbesitzerin auf Silage um, nachdem wir einige Monate mit gewässertem Heu gefüttert hatten. Aber die auftretenden Rückenschmerzen waren zu viel. Bei jedem Huster von Jerry zuckte ich zusammen, schonte ihn, bemitleidete ihn, machte mir Vorwürfe, nicht genug oder ausreichend für ihn zu sorgen. Aber je mehr ich darüber nachdachte und mir selber Vorwürfe machte, desto schlimmer wurde es. Ich hatte in der Zwischenzeit einen weiteren Allergietest machen lassen, und dabei stellte sich heraus, dass ich nicht hauptsächlich gegen Pferde allergisch bin, sondern gegen alles Mögliche sonst. Ich schaltete also den Faktor Staub so aus, indem ich beim Putzen seither eine Staubmaske trage. Es klappt toll. Ich fing an, auch darüber nachzudenken: Wenn Jerry sich also meine Allergie „abgeguckt" hat und meine Reaktionen, dann kann er auch nur gesund werden/sein, indem ich gesund werde/bleibe!! Ich kümmerte mich mehr um mich. Nehme zwar ein Cortison-Pulver-Spray, bin aber durch Sport und mit der Staubmaske nicht mehr beeinträchtigt, wenn ich bei ihm bin. Ich glaube, seitdem geht es mit ihm auch aufwärts. Diesen Winter hat er nicht ein einziges Mal gehustet, trotz langer Heuphase, jetzt Silage und Stroh. Es geht ihm gut. Und ich bin total froh darüber. Ich weiß nicht, ob diese Geschichte in Dein Buch passt. Aber mir macht es deutlich, wie die Tiere auf den Besitzer eingehen, ihn spiegeln, damit er lernen kann."

Christel-Maria, Sittensen

Alternative Behandlungsmöglichkeiten

Kinesiologie

Eine sowohl diagnostische als auch therapeutisch einsetzbare Methode, die von vielen Heilpraktikern eingesetzt wird und mit der ich persönlich gute Erfahrungen gemacht habe, ist die Kinesiologie.

Die Kinesiologie ist eine Art Muskeltest, der darauf beruht, dass Substanzen und Erfahrungen, die uns nicht gut tun, auch die Muskeln „schwach" machen. Probieren Sie es zuhause mal aus. Halten Sie einen Arm ausgestreckt vor sich, nehmen Sie eine Tasse Zucker in die andere Hand und bitten Sie jemanden, Ihren ausgestreckten Arm herunterzudrücken, während Sie einfach gegenhalten. Und dann das gleiche Spiel ohne den Zucker in der anderen Hand. Sie werden den Unterschied deutlich spüren.

Arbeiten Tierheilpraktiker mit Kinesiologie, fungiert meist der Besitzer als so genannte Surrogatperson. Das heißt, Sie berühren Ihr Pferd (oder: wenn Sie energetisch gut geschult sind, reicht es, wenn Sie daran denken und sich auf Ihr Tier einstimmen) und der Heilpraktiker führt Muskeltests wie den oben beschriebenen durch. So kann er beispielsweise Medikamente, Dosierungen, Allergieauslöser etc. austesten. Weil unser Körper nicht „lügen" kann, gelingt es durch diese Arbeit sogar, psychischen Stressoren bei Mensch und Tier auf die Spur zu kommen.

Systeme innerhalb der Kinesiologie, die sich nicht nur der Diagnostik, sondern auch der Therapie – also Stressreduktion

bzw. Löschung traumatisierender Muster – widmen, sind „Touch for Health“, „Three in One Concepts“ oder die Psychokinesiologie nach Dr. Klinghardt.
Vor allem bei chronischen Krankheitsverläufen oder Krankheitsbildern, die keine organische Ursache finden lassen, bietet sich ein Nachforschen über Kinesiologie, Laserakupunktur oder Radionik an.

Radionik / Bioresonanztherapie

Die Radionik ist eine von dem amerikanischen Arzt Dr. Albert Abrams vor gut hundert Jahren entwickelte und seitdem immer weiter verfeinerte Methode der Diagnostik und Therapie. Sie setzt im „Bauplan“ von Mensch und Tier an, in der Informationsebene. Nimmt man eine Dreiteilung der Medizin vor, findet sich die Schulmedizin auf der materiellen Ebene, bei der Beseitigung von Symptomen. Beispiele für Schwingungsmedizin, die sich mit feineren Strukturen, der uns umgebenden und in uns wirkenden Energie beschäftigt, sind etwa die Magnetfeldtherapie oder Akupunktur. Homöopathie, Blütentherapien oder die neue Körbler-Homöopathie gehören wie die Radionik zum Bereich der informationellen Verfahren. Bei der Behandlung, der so genannten Bioresonanz-Therapie, geht es nicht nur um das Beseitigen von Krankheitssymptomen, sondern darum, auch im energetischen und mentalen Bereich eine Balance wiederherzustellen. Die elektronische Bioresonanz liest patienteneigene Schwingungen in ein Gerät ein. Dort wird dieses Signal bearbeitet. Die so erzeugten Skalarwellen können das „innere Datenfeld“ eines hunderte oder tausende Kilometer entfernt wohnenden Probanden nur anhand von ein paar Haaren oder eines Blutstropfens analysieren oder „reparieren“. Hierbei werden über Radionikgeräte durch elektrische Impulse mit den so genannten Skalarantennen quasi Korrekturinformationen an das System Tier oder Mensch weitergeleitet.

Akupunktmassage nach Penzel

Bei dieser Meridiantherapie werden Massage und klassische chinesische Akupunkturlehre miteinander verknüpft. Mit den Händen oder einem speziellen Stäbchen werden vorrangig die Meridiane, also die Energiebahnen des Körpers, auf denen auch die Akupunkturpunkte liegen, stimuliert. Ziel der Behandlung ist, den Energiefluss der Meridiane auszugleichen, anzuregen und gleichmäßig mit Energie zu versorgen. Darüber hinaus können auch Narben und die Wirbelsäule energetisch behandelt werden. Die Akupunktmassage (APM) wurde in den fünfziger und sechziger Jahren vom deutschen Masseur Willy Penzel entwickelt.
Zugrunde liegend ist die These, dass Krankheit in energetischer Sicht ein Ungleichgewicht von Yin und Yang ist. Aus diesen beiden Komponenten setzt sich nach chinesischer Anschauung unsere Lebensenergie zusammen, die in Meridianen durch unseren Körper fließt – im Idealfall in einem dynamischen Fließgleichgewicht. Buchempfehlung siehe Serviceteil auf S. 204.

Laserakupunktur/Störfeldsuche

Bei der Laserakupunktur wird, der Name verrät es bereits, statt mit Nadeln mit Laserlicht gearbeitet. Dies hat den Vorteil, dass man auch durch den Knochen hindurch an entzündeten Zahnwurzeln, Nebenhöhlen oder Knochenveränderungen

arbeiten kann. Ein faszinierender Bereich dieser Methode ist die Störfeldsuche: Altes Narbengewebe, uralte Brüche, noch so kleine Verletzungen, können sich nach der zugrunde liegenden These störend auf die Gesamtgesundheit auswirken. Manchmal hat ein chronischer Durchfall seine Ursache in einer schlecht verheilten Kastrationsnarbe oder verklemmten Lendenwirbeln. Man glaubt es kaum, wie paradox die Krankheitszusammenhänge sein können. Mit Laserakupunktur behandelt, lassen Krankheitsbeschwerden manchmal innerhalb weniger Stunden bis Tage rapide nach.
Auf die Akupunktur im traditionell chinesischen Sinn geht Dr. med. vet. Christian Torp, dessen Spezialgebiet dies ist, auf S. 109 ausführlich ein.

Physiotherapie

Damit keine Missverständnisse entstehen: Auch wenn wir davon ausgehen, dass jede Krankheit und Verletzung ihren Ursprung letztlich in der Psyche haben könnte, wollen wir den Körper nicht vernachlässigen. Wenn ein Wirbel blockiert ist, eine Kniescheibe sich verhakt hat, die Hüfte verdreht, dann muss das ganz physikalisch wieder in Ordnung gebracht werden.
Welche der verschiedenen Methoden Sie bevorzugen, um verrutschten Wirbeln, Muskelverspannungen und ähnlichen Problemen im Bewegungsapparat Ihres vierbeinigen Lieblings (und sich selbst!) zu Leibe zu rücken, ist letztlich nicht nur Geschmackssache. Zum einen hängt es schlicht von den Möglichkeiten vor Ort ab: Wenn ich die Wahl habe zwischen einem schlechten Osteopathen und einem guten Chiropraktiker, ziehe ich Letzteren vor. Im umgekehrten Fall entscheide ich umgekehrt. Wer hätte das gedacht. Allerdings würde ich mir

dreimal überlegen, ob ich generell an einem sehr alten Pferd herummanipulieren lasse (also einen Wirbel „einrenke“) – denn dabei kann auch leicht mal etwas richtig kaputt gehen, und abgebrochene Dornfortsätze lassen sich nicht wieder anleimen.
Osteopathen oder Therapeuten mit einer Craniosacralausbildung mobilisieren oder rebalancieren, das heißt, sie gehen wesentlich sanfter vor. Wiederholungsbehandlungen sind in allen Fällen ratsam. Eine Einmalbehandlung verschafft sicher Erleichterung und tut gut – aber damit beispielsweise die Kniescheibe nicht immer wieder festhakt oder herausspringt, müssen Muskeln aufgebaut werden. Das erreicht man – richtig – durch regelmäßige Krankengymnastik. Bei Mensch wie Tier. Lassen Sie sich Stretchingbewegungen oder Massagegriffe von den Fachleuten vor Ort an Ihrem Tier zeigen! Und vergessen Sie nicht: Wenn das Pferd geradegerückt ist, und Sie selbst setzen sich mit all Ihren Schiefen wieder drauf, wird der Effekt nicht lange vorhalten.

Und noch ein Tipp: Es gibt viele „alternative“ Möglichkeiten neben der klassischen Schulmedizin. Sie können die Schulmedizin wunderbar ergänzen, nicht immer ersetzen! Gerade im Bereich der Naturheilkunde gibt es unzählige diagnostische und therapeutische Maßnahmen. Die hier Vorgestellten sind nur eine kleine Auswahl, mit der Carola und/oder ich schon gute Erfahrungen gemacht haben. Manche kann man sich selbst aneignen, andere sollte man unbedingt einem fachkundigen Heilpraktiker oder naturheilkundlich arbeitenden Tierarzt überlassen. Immer mehr Tierärzte bieten auch Akupunktur und TCM – traditionelle chinesische Medizin – an.
Erkundigen Sie sich genau, wie viel Erfahrung Ihr „Hausarzt“ mit diesem weiten Feld, einer kompletten Schule der ganzheitlichen Wahrnehmung und Behandlung des tierischen

Patienten hat. Ein paar Wochenendseminare sind schön um mitreden zu können, aber ich lasse meine Pferde lieber von jemandem akupunktieren, nach Störfeldern absuchen oder homöopathisch behandeln, der eine fundierte Ausbildung hat. Heilpraktiker ist nicht gleich klassischer Homöopath. Und mit dem halbjährlichen Zahnraspeln wende ich mich ebenso an einen Spezialisten wie bei Rücken- oder Muskelproblemen. Ich persönlich gehe ja auch nicht zum Allgemeinmediziner und bitte ihn, wo ich schon mal da bin, mir auch in den Mund zu schauen, ob da irgendwo Karies oder Parodontose sitzen. Ich gehe mit Zahnbeschwerden zum Zahnarzt und für Ihr Pferd kann ich Ihnen das nur ebenfalls ans Herz legen. Gehen Sie zum Pferdefacharzt oder Dentisten.

Es gibt immer mehr gute, fundiert ausgebildete Spezialisten überall in Deutschland, die den lieben langen Tag nichts anderes machen, als Pferden ins Maul zu schauen, zu raspeln, zu feilen, zu ziehen, wenn es sein muss, oder Fehlstellungen zu korrigieren. Sie strahlen aufgrund ihrer Erfahrung und der Zeit, die sie mitbringen, eine ganz andere Ruhe und Gelassenheit aus, als mancher Tierarzt, der gleich im Anschluss noch zur kalbenden Kuh muss und die Raspel („weil's schneller geht") mal eben irgendwie ins Pferdemaul zwängt und loshobelt. Was bitte nicht heißen soll, dass ein „Landtierarzt" die schlechtere Wahl sein muss und jeder Dentist grundsätzlich etwas taugt. Nein, manchmal ist es umgekehrt. Wie Sie dann den besten finden? Na, wie suchen Sie für sich selbst einen guten Arzt?

Schlau machen, erkundigen, Rat einholen und vergleichen müssen Sie bitte selbst. Zum Wohle Ihres Tieres. Natürlich bringt es Linderung, wenn der Akupunkteur die Alarmpunkte – also die Symptomträger – nadelt oder homöopathisch unterspritzt. Aber eine dauerhafte Lösung des Problems wird nur die Ursachenfindung bringen.

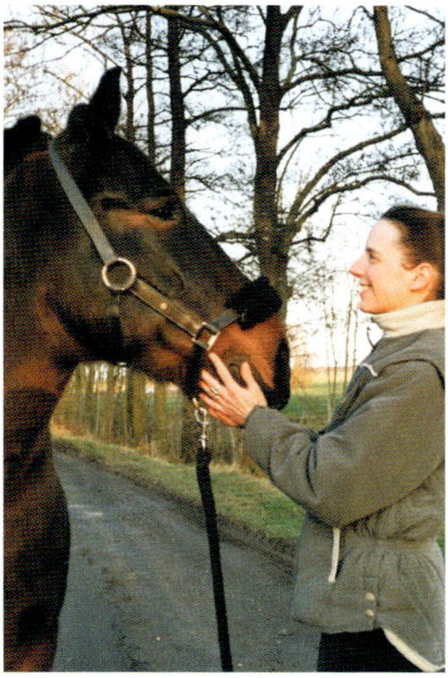
Eine Tierdolmetscherin half Anja und Pijak auf ihrem Weg zur Heilung.

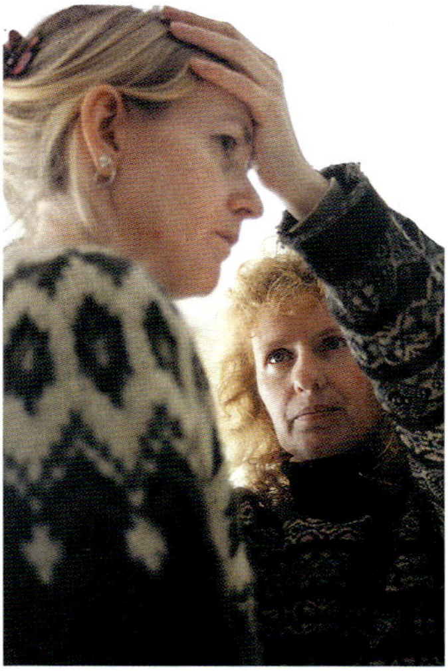
Der Mensch hilft als Surrogatperson, kinesiologisch Stress und Traumen beim Pferd abzulösen.

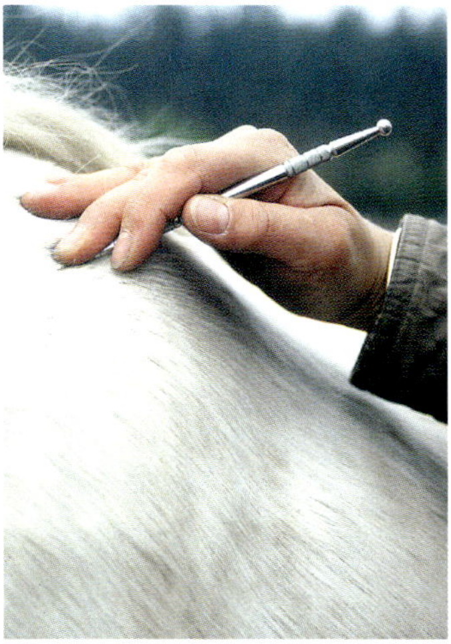
Mit diesem Metallstift stimuliert die APM-Therapeutin die Meridianbahnen.

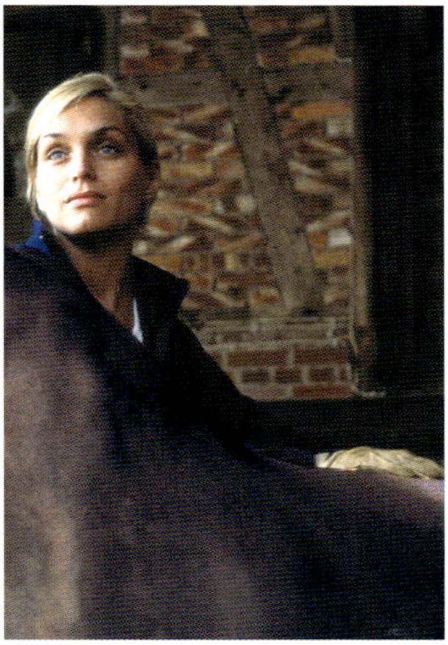
Das tut gut: Ein rotiertes Kreuzbein findet seine Lage.

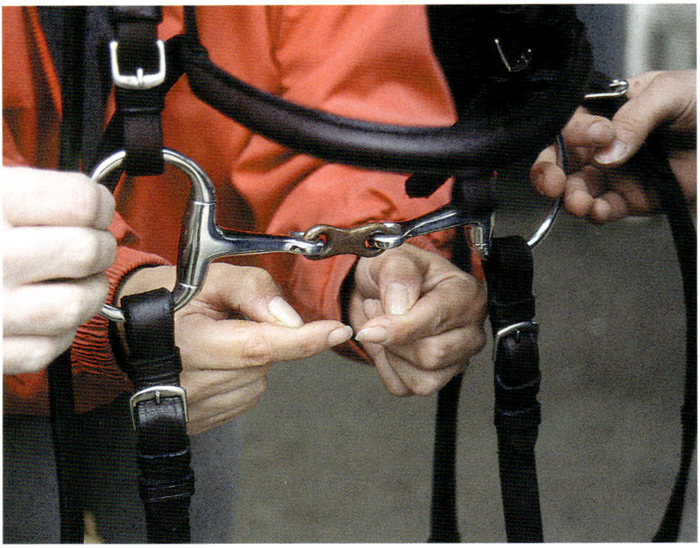

Auch das gehört zu ihrer Arbeit als Pferdetherapeutin. Carola zeigt: Dieses Gebiss ist viel zu groß.

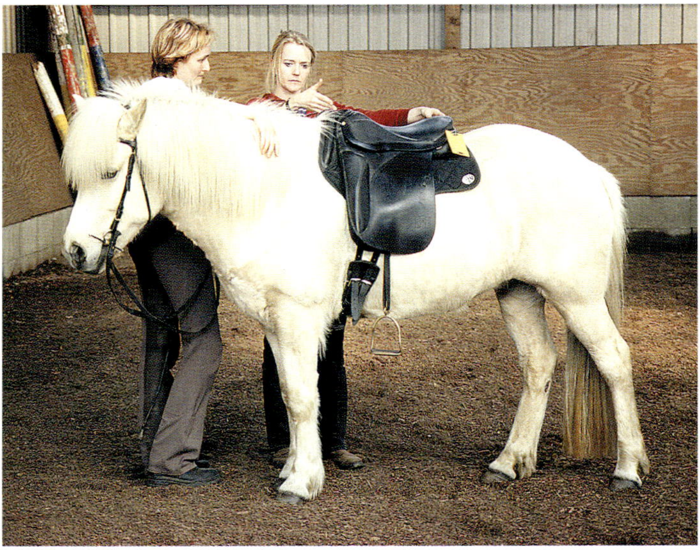

Auch so entstehen körperliche Probleme: Der Sattel passt zwar dem Pferd, aber nicht der Reiterin.

Silke und Ginger

„Wer da wen spiegelt ist mir noch nicht klar, dennoch möchte ich kurz folgende Situation schildern: Seit etwa drei Jahren spüre ich in der Gegend meines rechten Schulterblattes (linker Rand) einen zentrierten, stechend-ziehenden Schmerz. Er ist nicht immer fühlbar, aber immer wiederkehrend. Ich bin deswegen nie zum Arzt gegangen, da ich intuitiv dachte, es sei eine unverarbeitete Situation, die sich eben von Zeit zu Zeit so äußert – was genau ich nicht verarbeitet/verdrängt habe, blieb lange ungeklärt.

In einem Tierkommunikationsprotokoll erwähnte Ginger, dass sie eine Spannung an der rechten Schulter verspürt, später im Protokoll erwähnt sie eine kleine Sattel-Unebenheit an der rechen Seite, Schulterbereich. Sie denkt, das war schon immer so und es habe mit ihren Muskeln zu tun.

Als ich sie gestern massierte (vorherige Versuche scheiterten, da Ginger nicht sehr begeistert schien), hatte ich ein interessantes Erlebnis, eher ein Gefühl: Ich habe sie nur gestreichelt, von Kopf bis Schweif und bat sie, mir zu zeigen, worauf ich besonders achten soll. Mir kam die Schulter in den Sinn und so streichelte ich über die Schulter, bat dabei um kosmische Energie, um heilende Energie, ohne jedoch in Reiki eingeweiht zu sein. Ich streichelte sie allerdings im unteren Bereich. Ich glaube, sie hat mich dann auf meine Schulter und meinen schmerzenden Bereich hingewiesen – ich versuchte „meine Stelle" auf ihrem Körper zu finden und siehe da: eine Verspannung! Verhältnismäßig so groß wie der meinige Bereich der Verspannung ist. Ich habe vorher nie daran gedacht, dass Ginger auch dort verspannt sein könnte.

Ich habe mich als Kanal für heilende Energie gesehen, nur darüber gestrichen und auch einige Sekunden fest darauf gedrückt, um die „Massage" dann mit abschließendem Verstreichen und Ausschütteln meiner Hände zu beenden. Der verspannte Bereich löste sich und war wieder locker. Bei mir! Meine Verspannung war kurzzeitig auch weg! Die Ursache für die Verspannung ist aber damit noch nicht gefunden – verspüre ich gerade in diesem Moment, da ich dir, liebe Karin, diese Zeilen schreibe, wieder ein Ziehen. Ein Anfang ist es aber alle mal. Es bleibt die Frage, wer da wen spiegelt, ob es möglich ist, dass sich mein Problem so manifestiert und äußert und sogar bei ihr spiegelt (wir beide haben eine vergangene Situation, unabhängig voneinander, die verdrängt wurde), oder ob schlicht der Sattel (der in den letzten Jahren zweimal aufgepolstert wurde) drückt und sie mich darauf aufmerksam machen möchte.

Silke Leiter, Wolkersdorf im Weinviertel, Österreich

Das Pferd als Spiegel des Menschen

Beziehungsmuster zwischen Mensch und Pferd

Es mag seltsam klingen, aber Vögel und Pferde sind sich sehr ähnlich. Sie sind beide Fluchttiere, haben deshalb die Augen seitlich am Kopf und dadurch einen weiteren Wahrnehmungsradius für mögliche Feinde. Abgesehen davon, dass Tiere ganz generell viel ausgeprägtere Instinkte als Menschen haben, gehören Fluchttiere zu den Wesen mit Talenten der Wahrnehmung, die weit über das hinausreichen, was wir Tieren zugestehen. Sie haben mentale Kräfte und nehmen mentale Energien wahr. Als Fluchttiere ist der so genannte „Emotionalkörper" für die eigene Spezies zwar passend. Aber für die Beziehung zum Menschen steht die Emotionalität weit hinter der mentalen Beziehung zurück. Das bedeutet, Vogel und Pferd sind sehr viel mehr empfänglich für unsere Gedankenmuster, für unsere mentalen Botschaften. Die mentale Ebene ist die Energieebene, auf der sich Raumzeitstrukturen bilden, indem wir in bestimmte Überzeugungen, Glaubenssätze oder Verhaltensargumente permanent Energie eingeben. Das geschieht durch eine bestimmte Geisteshaltung. Vorübergehende Gedanken spielen für die Mentalebene keine oder eine geringe Rolle. Es geht um unsere Einstellung zu uns selbst, zu unserem persönlichen Umfeld und zur Lebenseinstellung ganz allgemein. Die Gedankenkraft ist die schnellste Energie mit Überlichtgeschwindigkeit. Sie ist die stärkste Energie, denn sie kann schöpferisch und destruktiv sein.

Vor der Tat steht der Gedanke.
Du wirst was du denkst.
Der Geist gebiert die Materie.

Alle Schöpfungsmythen sprechen von dem LOGOS, dem WORTGEDANKEN, der sich manifestiert und die Welt erschafft. Was in der kosmischen Dimension gilt, spiegelt sich in jedem Lebewesen.

Die Krönung der Schöpfung, der Mensch, hat die Wahl, dies bewusst zu erkennen. Da er mit allen Naturreichen verbunden ist, kann er die volle Palette vom rein instinktiv auf seine Gedankenimpulse Reagierenden bis zur bewussten Schulung seiner mentalen Kräfte zum Wohl des schöpferischen Ganzen nutzen.

Jeder von uns erschafft sich seine Welt durch seine Gedankenkraft. Wir müssen nur genauer hinfühlen, hinhören und hinsehen, in was wir permanent Energie eingeben. Es manifestiert sich und zeigt sich in dem, was uns begegnet. Da wir momentan inkarniert sind, sind wir individuelle Wesen, die an Raum und Zeit gebunden sind. In dieser Raumzeit verwirklichen wir das, was unserem Denken entspricht. Das nennt man das Erschaffen einer Raumzeitstruktur.

Gedanken sind mentale Strukturen, und ohne Struktur kann inkarniertes Sein nicht sein. Im so genannten „Jenseits“, in der Phase des körperlosen Seins, können wir ohne materielle Struktur auskommen, bis unser Bewusstsein auf der seelischen Ebene, die das schöpferische Wesen von Leben ausmacht, entscheidet, wieder materiell sichtbar zu werden.

Das ist, in einfachen Worten ausgedrückt, der Kreislauf des SEINS. Solange wir also inkarniert sind, sind wir in einem ständigen Schaffensprozess, nämlich uns selbst und unser Leben zu verwirklichen.

Gedankenformen können mit allen Sinnen wahrgenommen werden, sie bedürfen nicht der Niederschrift oder des Aussprechens. Sie manifestieren sich und begegnen uns, sie werden uns durch das Verhalten anderer Lebewesen gespiegelt. Und hier gelangen wir wieder zum Thema dieses Beitrags, zu den mentalen Tieren. Pferde sind rhythmisch begabte und musikalische Tiere und können eine enge Beziehung zum Menschen, zum Reiter, aufbauen.

Schauen wir uns etwas näher die Symbolenergie des Pferdes an:
Das Pferd als Reittier trägt den Helden. Eigensinn und elegante Schönheit, Ästhetik, Unabhängigkeit, Sinn für Abenteuer charakterisieren Pferd und Reiter. Sie bilden eine energetische Einheit und kommunizieren mental miteinander. Leider hören nur wenige Reiter auf das, was ihnen ihr Pferd mental mitteilt und verursachen dadurch unnötige Missverständnisse bis hin zu schweren Verhaltensstörungen. Wer hingegen zuhören kann, hört nicht nur gerne selber Lob und Anerkennung, sondern hat auch kein Problem, dies an sein Pferd weiterzugeben. Die stolze Haltung des Reiters ist dem stolzen Charakter des Pferdes angemessen.
Pferde sind „Augentiere“: An ihren glänzenden Augen ist leicht zu sehen, wie es ihnen psychisch geht und was sie von ihrem Reiter halten. Sie reagieren spontan auf Menschen in ihrem Umfeld und geraten schnell unter Stress.

Während das Pferd spontan und instinktiv auf den Menschen reagiert und sich nicht verstellt, hat der Mensch durch sein Bewusstsein viele Möglichkeiten, eine Beziehung aufzubauen. Es gibt nicht falsch und richtig, sondern differenzierte Zugehensweisen, die wir in der WINGS-Tierkinesiologie auf einfache Weise typisieren:

Typologie	Fähigkeiten	Schwächen unter Stress
Der extrovertierte Beziehungstyp Fähigkeit, Ebenbürtigkeit herzustellen	Kommunikationsfähigkeit; überschwänglich, enthusiastisch, schwankt zwischen Lachen und Weinen, spontaner Zorn verraucht schnell, dramatisches Auftreten, auffallende Gestik und Mimik, legt Wert auf äußere Erscheinung, gibt viel Liebe und zeigt sie, fröhlich, oft ausgelassen, extrovertiert, umgänglicher Genussmensch; handelt eilig, sprudelt über vor Ideen, hypersensibel; kraftvoll, verantwortungsbewusst, fürsorglich	überstürztes Handeln ohne zu überlegen, ungeduldig, oberflächlich; sucht überall Vorteile, ist übertrieben ehrgeizig, mangelnde Konzentration, leicht erregbar, neigt zum Schwindeln, springt vom Gefühl gleich ins Handeln, chaotisch; Helfersyndrom, emotionale Verausgabung bis zur Erschöpfung; Streitlust, Handeln im Affekt, Grausamkeit, Unmenschlichkeit
Sachtyp Fähigkeit, Emotionen zurückzustellen	Agieren aufgrund von Wissen, Dynamik, Entschlossenheit; zielbewusst, aktiv; ernst, geduldig, behandelt andere mit Respekt, hat sanfte Ausdrucksformen; zugänglich, vertrauensvoll, glaubwürdig, konstant, verlässlich; Denken und Handeln sind langsam, haben aber dauerhaften Erfolg mit Tiefgang	Mangel an Dynamik, Lebenskraft, Unentschlossenheit; müde, erschöpft, unruhig, bedrückt; Minderwertigkeits-, Angst-, Schuldgefühle; passiv, übernimmt Opferrolle, Erwartungshaltung, Lebenspessimismus, erfolgsorientiertes Wertesystem, bedauert sich selbst, unzufrieden; Sturheit, Strenge, Härte, Züchtigung, Zwanghaftigkeit
Handlungstyp Fähigkeit, den ersten Schritt zu tun	Agieren aufgrund von Entscheidung, Spontaneität, Lebensfreude, Mitgefühl, Sympathie; fühlt sich lebendig, lebt im Fluss, bringt seine Energien zum Strömen; Einfühlungsvermögen	Verspannung, Verkrampfung, Gefühllosigkeit; aggressiv, gereizt, materialistisch, destruktiv, arbeitswütig; Härte, Engstirnigkeit, Fanatismus, Eitelkeit, Narzissmus

Der Sinn dieser groben Typisierung ist nicht, Schubladen für die Beziehung Mensch-Pferd zu schaffen, sondern Verständnishilfen zu geben, wie komplex und wandelbar sie sein kann. Niemand ist nur Handlungs- oder Sachtyp, weil je nach Bewusstsein des Menschen, der mit einem Pferd in Kontakt kommt, einige Reaktionen spontan, andere wohlüberlegt stattfinden.
Das Thema „Schwächen unter Stress" in der dritten Kolumne der Tabelle soll erklären, wie sich die positiven Fähigkeiten in der Beziehung Mensch-Pferd unter Dauerstress je nach Beziehungsmuster verändern. Wenn man nicht lernt, sich von Stress zu erholen und mit Belastungen umzugehen, entsteht ein Dauerdruck, unter dessen Last mehr und mehr Stresssymptome auftauchen. Diese Symptome können so stark werden, dass sie die eigentlichen positiven Fähigkeiten völlig verdrängen. Es geht in der Darstellung der Beziehungsmuster somit um die Veränderungen unter Dauerstress und nicht um gelegentliche Tendenzen zu Missmut, schlechter Laune, Energielosigkeit, Traurigkeit oder Lustlosigkeit, denn das gehört zum Leben und hat keine krank machenden Einflüsse auf Tiere. Ganz im Gegenteil! Jeder Tierhalter und Therapeut weiß aus Erfahrung, dass Tiere so etwas wie „Verständnis" für eine momentane Gemütslage haben. Erst, wenn sie ein Verhalten unsererseits nicht mehr einzuordnen vermögen, entsteht Stress auf der menschlichen Seite und Verunsicherung auf der Seite des Tieres.
Betrachten wir nun die Beziehungsmuster im Einzelnen:

Der extrovertierte Beziehungstyp

Er bringt die besten Voraussetzungen für ein optimales Pferd-Reiter-Verhältnis mit. Der Aspekt der Extrovertiertheit passt zum Reitsport, denn dafür benötigen Pferd und Reiter eine Freude daran, sich zu zeigen und gesehen zu werden. Die wichtigste Qualität ist das auf Verständnis und Ebenbürtigkeit

basierende Verhältnis zum Pferd, das von sanfter, aber klarer Erziehung und Kommunikation geprägt ist. Durch seine Gabe, Emotionen und damit auch Bedürfnisse zu zeigen und zu artikulieren, entstehen selbst unter Stress nicht so schnell krankhafte Züge der Mensch-Pferd-Bindung. Menschen mit diesen Fähigkeiten reagieren elastisch und flexibel auf Pferdepersönlichkeiten, weil sie Raum geben können.
Für den Beziehungsmenschen ist in der Regel eine artgerechte Haltung völlig selbstverständlich. Freilaufställe und eine große Koppel werden angestrebt. Das Besondere ist aber, dass er auch ein Pferd einzeln halten kann, weil das Wesentliche seine Beziehungsfähigkeit ist. Er kann mit seinem Pferd kommunizieren, versucht ein Maximum an Zuwendung und Bewegung zu erreichen. Geht es dem Pferd gut, geht es auch dem Reiter gut und vice versa.
Der Beziehungstyp geht ganz allgemein vom Tier als einem beseelten Lebewesen aus und besitzt eine hohe Arbeitsethik.
Wie äußern sich die Schwächen des extrovertierten Beziehungstyps?
Das auffälligste Merkmal ist die Tendenz zur körperlichen und emotionalen Verausgabung, ständig Energie einzugeben, ohne seine eigenen Bedürfnisse nach Entspannung, Ruhe und Nichtstun zu beachten. Dabei übersieht er auch leicht die Bedürfnisse des Pferdes – viel Bewegung, aber auch Ruhe. Das gilt ganz besonders für den Hochleistungssport! Der Beziehungsmensch gerät zwar nicht so schnell unter Stress, aber wenn, dann wächst ihm alles über den Kopf, er handelt unüberlegt im Affekt und bereitet ein Chaos.

Der Sachtyp

Im Gegensatz zum extrovertierten Beziehungstyp hat der Sachtyp von Natur aus die Fähigkeit, mit seinen Emotionen hauszuhalten. Unter den Pferdehaltern fällt dieser Persönlich-

keitstyp sofort auf durch sein Wissen. Ehe ein Pferd gekauft wird, studiert der Sachtyp mit Akribie zahlreiche Bücher, um schon im Vorfeld Fehler zu vermeiden. Für ihn ist zum Beispiel wichtig, gemäß seinem Grund, ein Pferd zu reiten, eine bestimmte Pferdeart zu kaufen. Er kümmert sich um optimale Ideen für die Ernährung, Haltung und Zucht. Im Umgang mit seinem Pferd hört man beim Sachmenschen oft die Worte: „Das Wichtigste ist das Vertrauen, das Pferd muss immer wissen, woran es bei mir ist, es braucht seine Regelmäßigkeiten. Ich kann nicht heute um neun Uhr, morgen um elf Uhr füttern, heute viel reiten und dann wieder zwei Wochen nicht." Er agiert zielbewusst und vermittelt Verlässlichkeit.
In dramatischen Situationen wie bei Unfall oder plötzlicher Erkrankung behält der Sachtyp einen kühlen Kopf und weiß, was zu tun ist. Für ihn ist die Fairness im Umgang mit der Pferdepersönlichkeit sehr wichtig. Die Beziehung aufzubauen, nimmt viel Zeit in Anspruch, weil er langsam und sorgfältig vorgeht und stets bemüht ist, sein Wissen aufzufrischen oder zu erweitern.
Was geschieht beim Sachtypen unter Stress?
Zunächst ist zu sagen, dass es für den Außenstehenden gar nicht so leicht ist, Stressanzeichen bei diesem Persönlichkeitstyp zu erkennen, weil er sehr ausdauernd ist und seine Gefühle dem Wissen unterordnet. So gesehen ist er ein guter Partner des Pferdes, da auch das Pferd primär ein mentales und nicht so sehr ein emotionales Tier ist. Gerät er unter Stress durch Überarbeitung oder widrige Lebensumstände, tritt Schwäche auf, die er aber schlecht zugeben kann. Statt dessen beginnt er, auf bestehende Wertesysteme zu pochen, oder ergeht sich in Selbstvorwürfen, etwas falsch gemacht zu haben. Die Vorstellung zu versagen oder falsch gehandelt zu haben, führt sehr schnell zum Verlust des Selbstwertgefühls, zur Resignation und zu tief sitzenden Schuldgefühlen. Wir

erkennen den kranken Sachtypen auch leicht daran, dass er alles theoretisch über Pferdehaltung, Ernährung und Reitsport weiß, aber selber nichts in die Tat umsetzt. Er weiß alles besser und beharrt auf Rechthaberei.

Der Handlungstyp

Er ist leicht an seiner extrovertierten, spontanen, dynamischen Persönlichkeit zu erkennen, der positive Schwingungen verströmt, gut gelaunt, oft witzig und originell ist. Er hat viel Energie und ist sehr ausdauernd in seinem Denken und Tun, erfasst sehr schnell Situationen und ist immer bereit, den ersten Schritt auf ein Tier zuzugehen. Er ist das Kind im Erwachsenen, das angstfrei selbst mit Raubtieren umgehen kann. Der Handlungstyp ist ständig in Bewegung. Im Pferdesport sucht er die Herausforderung, Ungewöhnliches (Rodeo, Akrobatik) oder Anspruchsvolles (Hohe Schule, Zirkusdressuren), er ist kreativ in der Dressur. Das Mitteilungsbedürfnis und Zeigen, was er kann und erreicht hat, ist bezeichnend für diesen Persönlichkeitstyp. Ist er stressfrei, so wirkt das völlig natürlich, weil man ihm anmerkt, dass er Spaß dabei hat und mit eventuellen Fehlschlägen recht locker umgehen kann. Aus ihm spricht ein klares Selbstbewusstsein, das Vertrauen in die eigenen Fähigkeiten, mit seinem Pferdepartner angemessen umzugehen. Seine große Gabe ist die überdurchschnittliche Kreativität. Handlungstypen sind in ihrem Optimismus unschlagbar. Dadurch, dass sie stets den ersten Schritt tun müssen, suchen sie sich klugerweise Pferdepersönlichkeiten mit dynamischem Charakter aus.
Was geschieht, wenn der Handlungstyp unter Stress gerät?
Hierbei ist entscheidend, ob ihm ein eher sanguinisches oder ein cholerisches Temperament eigen ist. Im ersteren Falle liegt die Schwelle zum Stress ferner als im letzteren Fall. Beiden gemeinsam ist jedoch, dass das Agieren und die Initiative, auf den anderen zuzugehen, unter Stress ins Negative umschlägt

und den „Workaholic", den Arbeitswütigen auf der einen Seite und den Narzissten auf der anderen Seite, hervorbringt. Kein Persönlichkeitstyp neigt so schnell zu Verspannungen und Verkrampfungen wie dieser.
Wird der Stress besonders bei einem cholerischen Naturell nicht gelöst und verstrickt sich der Mensch immer mehr in Tun und Leistung, oft begleitet von der Panik, man könnte seine innere Schwächung merken, dann kann sich ausgerechnet auf der Basis des fröhlichen, positiven Handlungstyps Brutalität, Härte und Destruktivität im Umgang mit Pferden entwickeln. Er neigt dazu, das Pferd vollkommen zu vernachlässigen. Da er sein eigenes Leiden, seine innere Stimme, die nach Hilfe ruft, verdrängt, kann er Krankheit und Leiden bei seinem Pferd nicht anschauen. Die Tierschutzbehörden und privaten Tierschützer können unfassbare Beispiele von Tierquälerei berichten. Das Erschütternde ist, dass der Verursacher des Terrors oft ein vormals dynamischer Handlungstyp war, der jedoch völlig aus seiner Bahn geworfen wurde und vom Pferdefreund zum Tierfeind degeneriert ist.
Man erkennt einen unerlösten Handlungstypen an der wachsenden Unfähigkeit, das eigene Tun und Verhalten einzuschätzen. Die Diskrepanz zwischen Wort und Tat wird immer größer. Es interessiert ihn nicht, was andere denken oder wie er nach außen wirkt. Er befindet sich in einem egozentrischen Zustand, der im Falle eines sprühenden Intellekts noch eine Fassade aufbauen kann, aber untrüglich den Verlust des Kontaktes zur eigenen Emotionalität und Feinfühligkeit offenbart. Weniger kritische Beobachter lassen sich gerne von seiner äußeren Brillanz und intelligenten Performance täuschen.
Da Handlungsmenschen eine ungeheure Lebensenergie und stabile Gesundheit haben können, dauert es auch sehr lange, ehe der Funke von Einsicht durch die dicke Fassade von Scheinselbstsicherheit, Autorität und cholerischer Reaktion

gelangt. Sie können keine Schwäche an sich dulden und meinen, permanent stark sein zu müssen. Daher lassen sie die Idee, sie bedürften der Hilfe, nicht zu. Das eint sie mit der Schlüsselenergie des Sachtyps.
Trotz aller negativer Erlebnisse möchte ich nicht den Blick für die positiven, kreativen Seiten und Möglichkeiten verlieren, die im erlösten Handlungsmenschen liegen und dem geübten Auge und Empfinden trotz überlagerter Fassade nicht verborgen bleiben.

Berühren – sich berühren lassen

Eine ideale nonverbale Kommunikation zwischen Mensch und Pferd geschieht über die menschlichen Hände. Hände können sprechen, sie können heilen und verletzen. Die Kommunikation im Sinne eines ebenbürtigen Dialogs geschieht, indem der Mensch berührt und sich vom Pferd berühren lässt. Er tut es real mit seinen Händen. Die Berührung, die er geschehen lässt, ist einerseits auch real, denn es zeigt sich, wie das Pferd der Hand entgegenkommt. Andererseits sollte man sich vom Wesen, von der Persönlichkeit des Pferdes emotional, mental, ja, sogar spirituell berühren lassen. Das ist durchaus nicht so selbstverständlich wie es scheint, denn Fluchttiere kennen die Menschenhand als feindliches Greifwerkzeug. Es bedarf des Vertrauens auf beiden Seiten. Es läuft deshalb darauf hinaus, dass Geben und Nehmen im Einklang sein müssen. Bei guten Reitern ist es ein Genuss und der Inbegriff von Eleganz, Harmonie und Schönheit, dies zu erleben.

Jeder Mensch hat die Grundlinien und die Reflexzonen. Was uns unterscheidet, sind Verlauf, Intensität und Empfindlichkeit dieser Spiegelbilder unseres physisch-psychischen Seins. Zwar sagen auch die Handlinien viel über Begabungen, aber es bedarf der genauen Kenntnis der einzelnen Linien, Hügel und Täler.

Viel deutlicher spricht zu uns die äußere Hand mit ihrer Proportion, Hauttextur und den Bewegungen. Hände erzählen mir, wie jemand mit seinem Tier umgeht, wie er oder sie fühlt und denkt. Die Chirologie der Chinesen, also die Handlesekunst, dient mir hier als Vorbild, wenngleich sie auch medizinisch noch viel mehr Diagnosemöglichkeiten ausschöpft.
Ich möchte ganz bewusst das mentale Heilen, die Geistheilung, von der menschlichen Hand her aufrollen, denn es gibt viele Arten der Geistheilung, die sich einfach aus der unterschiedlichen Grundbegabung eines Menschen ergeben. Je nach Handtyp liegt es einem mehr, in direkten körperlichen Kontakt mit einem Tier zu kommen, im Abstand vom Körper die Hände zu halten oder gar keine Hände einzusetzen. Es gibt deshalb keine genormte Geistheilung. Ob die Hände nun ein Tier berühren oder nicht, hat auf die Intensität der Heilenergie und die Erzeugung innerer Bilder gar keine Auswirkung. Man kann in jeder Form intensiv spüren und Heilenergie fließen lassen. Aber für den Lernenden ist es wichtig zu wissen und zu erfahren, dass jede Hand und folglich jede Geistheilungsmethode ihre Berechtigung hat und keine besser als die andere ist. Ich habe noch keine zwei Geistheiler erlebt, die auf die gleiche Art heilen.
Sie haben sicher schon einmal Ihre Hände nachdenklich betrachtet und sich gefragt: Was bin ich für ein Mensch, dass ich diese Hände habe? Was erzählen sie über mich? Was erfahre ich von ihnen über mich? Die Antworten beziehen sich sowohl auf einen selbst, aber auch auf den Umgang mit anderen und wie wir die Welt berühren.
(Auszug aus: „Heilende Hände für Tiere“)

Das Wunderbare menschlicher Hände wirkt heilend auf jedes Lebewesen, deshalb ist das Heilen mit Händen so alt wie die Menschheit. Die Hände können auch zur Diagnose eingesetzt werden, wie dies heutzutage sowohl bei Laien als auch bei Tierärzten im Rahmen der Tierkinesiologie schon weit verbreitet ist.

Obgleich die Heilerschulung im Umgang mit Tieren ausführlich in meinem Buch „Heilende Hände für Tiere“ dargelegt ist, möchte ich doch an dieser Stelle einige wesentliche Punkte hervorheben (S. 37ff): *Gehen wir von einem Tier aus, so bewegt sich einerseits eine menschliche Hand verschieden dicht an seinen Körper heran und nimmt in diesen verschiedenen Abständen auch verschieden wahr, nämlich körperlich, emotional oder mental. Um das zu verstehen, benötigen wir ein anderes Verständnis von Körper. Ich nenne es die "feinstoffliche Anatomie", die mehr ist als der Körper aus Knochen, Fleisch und Zellen. Die feinstoffliche Anatomie ist genauso real wie der physische Körper, nur ist sie meistens für das physische Auge unsichtbar. Sie wird auch "Aura" genannt und ist im Grunde nichts anderes als die Ausstrahlung (Emanation) verschiedener Energien. Eine körperliche Energie hat andere Auslöser und eine andere Auswirkung als eine emotionale, diese wieder eine andere als eine mentale Energie.*
Heilende Hände tauchen in diese energetischen Ausstrahlungen hinein und nehmen in den verschiedenen "Schichten" wahr. Die Aura eines Lebewesens wird oft als verschieden dichte Schichtung dargestellt. Doch das ist eine krasse Vereinfachung, weil es sich um pulsierende, schwingende Energien handelt, die vor allem im emotionalen Bereich ständig in Bewegung sind.
Nähern wir uns mit den Händen dem Energiefeld, so nehmen wir von ihm nur das wahr, was uns gemäß ist, das heißt subjektiv und individuell. Das äußert sich in der Art der Bilder und Empfindungen. Da man zu Beginn nicht gewohnt ist, durch die Hände visuelle oder auditive oder emotionale Wahrnehmungen zu bekommen, muss man erst lernen, diese Bilder zu verstehen.
Wer sein Pferd bewusst und liebevoll berührt, kann über die Hände genau spüren, wie es ihm geht. Besteht der Eindruck, es gehe ihm nicht gut, kann die Hand sofort zum Heilen übergehen. Das geschieht am einfachsten über die Visualisierung von einer Farbe, die als heilend empfunden wird. Es gibt keine Regel, welche Farbe

besser ist oder wirksamer, weil der Mensch, der das Pferd berührt, seiner Intuition vertrauen sollte. Jede Farbe kann heilend wirken, wenn sie in liebendem Mitgefühl über die Hand gesendet wird. Das ist eine sehr einfache Weise, Heilenergie zu übertragen, aber sie ist nicht leicht, weil uns so viele Glaubenssätze im Wege stehen. Pferde spüren sofort die Unsicherheit, deshalb bedarf es einiger Übung im Selbst-Vertrauen.

Wie kommt man dahin?

Heilen mit Händen setzt eine erweiterte Wahrnehmungsfähigkeit voraus, die dem Pferd als mentalem Tier besonders entgegenkommt. Dann ist es auch möglich, eine ganz andere Art der stillen Beobachtung, nämlich die passive, auszuführen. Durch sie betreten wir eine völlig neue Welt, ähnlich der unserer ersten Alpha-Übungen. Es wird mit Recht behauptet, dass wir Menschen ein höchst komplexes und kompliziertes Gehirn besitzen, das sowohl linear, logisch und unterscheidend (linke Hemisphäre) als auch schöpferisch, ganzheitlich und wertfrei (rechte Hemisphäre) denken kann. Die Alpha-Übungen dienten dazu, die Qualitäten des rechten Gehirns zu aktivieren, indem wir in Bildern fühlen und Bilder senden. Die Bilder sind Energien verschiedenster Art. Das rechte Gehirn kann aber nicht nur aktiv arbeiten, sondern auch passiv, das heißt offen sein für Impulse, die vom Tier kommen, und diese umsetzen in Bilder, Symbole oder sogar Worte, die wir verstehen. Die Großartigkeit der rechten Gehirnfähigkeit können wir erleben, wenn wir passiv beobachten.

Übung: Mentale Kontaktaufnahme

Setzen Sie sich bequem in die Nähe Ihres Tieres. Ziehen Sie sich ganz in sich zurück, indem Sie nur auf Ihren Atem achten. Sie können sich auch wieder eine Treppe vorstellen, die Sie heruntergehen. Oder Sie lesen zunächst in einem Buch. Wichtig ist, Sie schauen das Tier oder die Tiere nicht an. Für ein paar Minuten wird das Tier noch abwarten, was geschieht, und prüfen, ob Sie etwas von ihm wollen. Aber Sie wollen eben gar nichts von ihm, sondern machen sich so auf eine Weise „unsichtbar". In diesem Prozess kann man spüren, wie man als Mensch allmählich Teil des Lebensraumes wird, in dem sich das Tier bewegt.

Wenn Sie das Gefühl haben, ganz bei sich zu sein, konzentrieren Sie sich auf Ihren Atem, der klein und sanft ein- und ausfließt. In diesem Prozess werden Ihre Sinne hellwach. Äußerlich scheinen Sie zu dösen oder zu schlafen, aber innerlich ist alles auf Empfang gestellt. Sie fahren gleichsam die Antennen aus. Versuchen Sie nun, sich Ihrem Tier mit einer solchen „Antenne" zu nähern. (Wie man das genau macht und eine Tierkommunikation einleitet, können Sie unter anderem ausführlich in unseren ersten beiden Büchern nachlesen, Anmerkung der Verfasserinnen.)

Und nun geschieht das Wunderbare: Sie empfangen Impulse vom Tier. Da wir Menschen nicht gewohnt und geübt darin sind, diese Impulse wahrzunehmen, geschweige denn zu verstehen, tut man sich am Anfang auch schwer, sie zu erkennen.

Versuchen Sie den Impuls des Tieres in die Nähe Ihres Solarplexus zu lenken und fragen Sie sich: Was bedeutet dieser Impuls spontan für mich? Lassen Sie alle Arten der Transformation zu. Wenn auf diese Weise ein Bild entsteht, fragen Sie ebenso spontan: Was sagt mir das Bild? Die Antwort darauf ist zugleich die Botschaft, die das Tier ausgesendet hat.

Bitte erwarten Sie nicht, dass Ihr Tier Ihnen philosophische Abhandlungen oder bahnbrechende Ideen zukommen lässt, auf die Sie nicht selbst gekommen wären. Es geht darum, die energetischen (mentalen) Impulse, die das Tier aussendet, in ein für uns verständliches Symbol, Gefühl oder Bild zu transformieren und diese Transformation mit Hinblick auf das Tier zu verstehen. Das alles geschieht in Bruchteilen von Sekunden, denn die Gedankenkraft ist die schnellste Schwingung, die es gibt.

Diese Übung offenbart eine völlig neue Perspektive des Tierbewusstseins. Voraussetzung ist, dass wir uns als Mensch, so weit es irgend

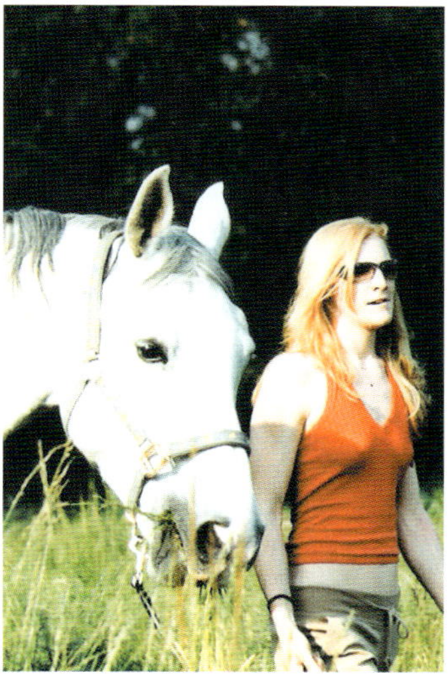

Silke und Ginger spiegeln ihre Verspannungen.

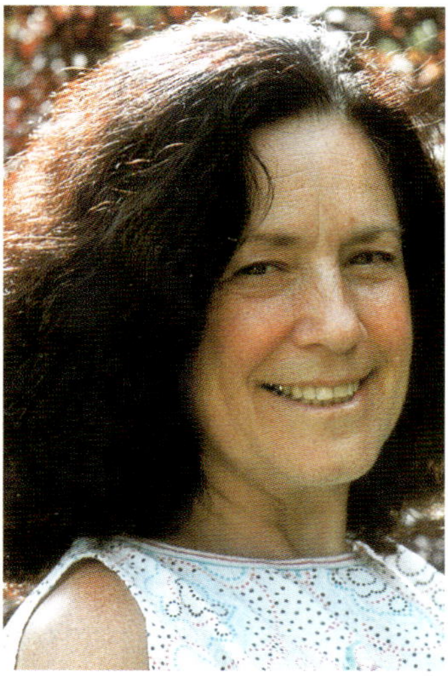

Tierkinesiologin Dr. Rosina Sonnenschmidt

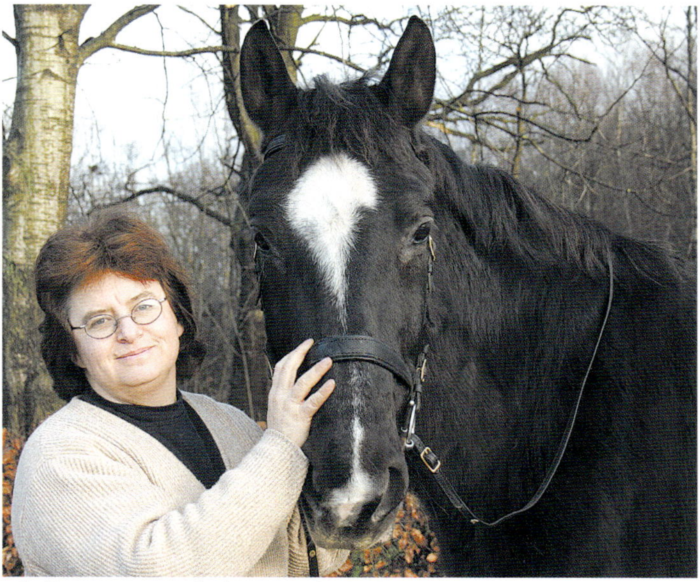

Sibylle Wiemer und Therapiepferd Piko

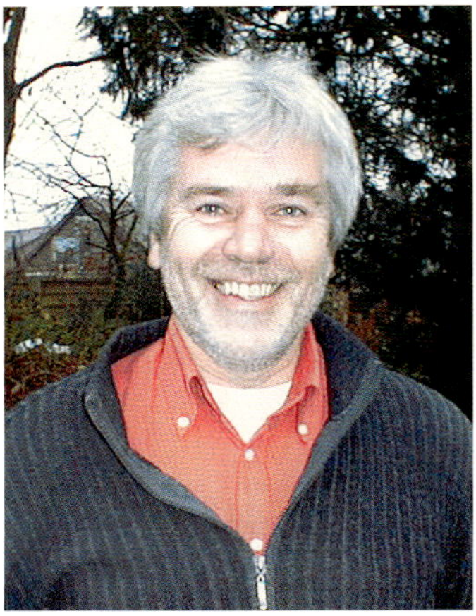

Fachmann für Akupunktur:
Dr. med.vet. Christian Torp

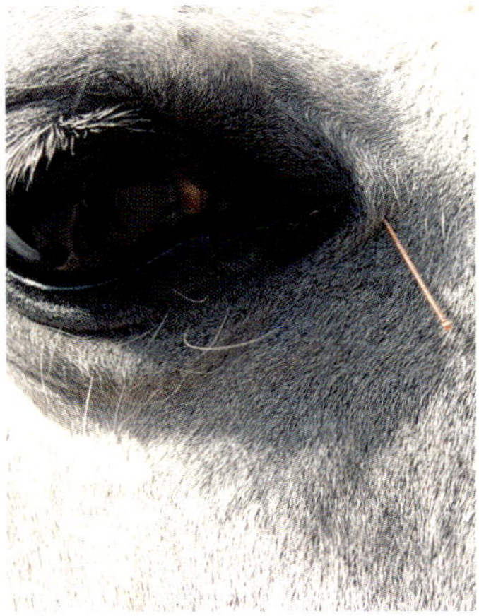

Richtig angewandt, kann schon eine Nadel Heilung bringen.

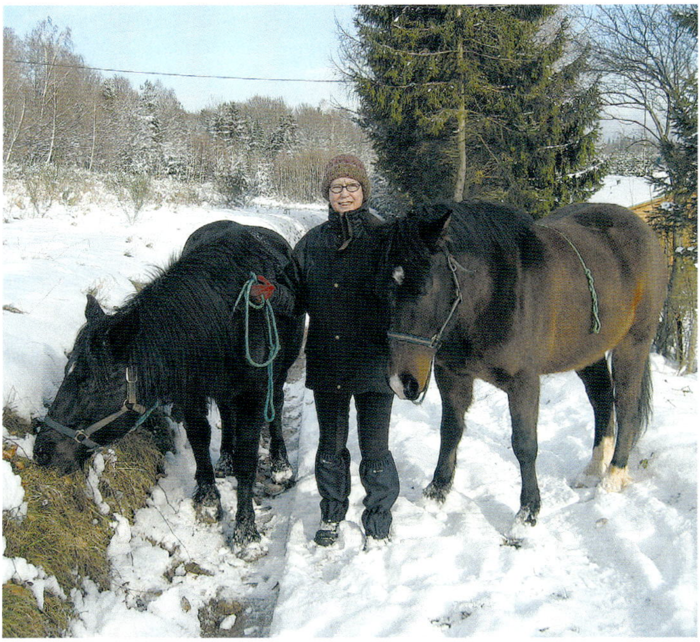

Bärbel, Etoile und Champion

geht, zurücknehmen. Bei nicht zahmen Tieren können Sie erleben, dass sie auf Sie zukommen.

(Aus „Heilende Hände für Tiere")

Solche Übungen gehören zu einer seriösen Heilerschulung und sind natürlich für Tier und Mensch gleichermaßen anwendbar. Interessant ist, dass bei Tieren, hier vor allem bei mentalen Tieren wie Pferden und Vögeln, Energie auf den menschlichen Sender zurückfließt. Gerade die nonverbale Kommunikation erschafft ein inniges Verständnis, ein Geben und Nehmen. Das Pferd reagiert unverstellt auf das Bemühen des Halters, „auf Alpha" wahrzunehmen, denn das ist die Bewusstseinsebene der Tiere.

Die mentale Kontaktaufnahme

So wunderbar es ist, als Mensch mental die Welt der Tiere, Pflanzen und Energiewesen zu betreten, so wichtig ist es, hierbei gut geerdet zu bleiben. Der Solarplexus ist das Energiezentrum, durch das wir zu Beginn den Kontakt üben sollten. Gleichzeitig aktivieren wir durch den leichten Alpha-Zustand, also eine leicht entspannte Geisteshaltung, unsere innere Bilder- und Symbolwelt. Für jede sensitive Wahrnehmung brauchen wir Vorstellungskraft und Fantasie. Dabei können wir uns leicht verlieren. Deshalb hat man schon seit Menschengedenken in der Bewusstseinsschulung bestimmte Grundübungen eingesetzt, um das Bewusstsein zu ankern und sich gut zu erden. Der Solarplexus ist die Mitte des menschlichen Energiesystems, die Anbindung an die Mutter Erde. Sicher ist es auch sinnvoll, standfest mit beiden Füßen auf der Erde zu stehen, aber auch ein Seiltänzer und eine Balletttänzerin müssen sich erden, und das tun sie ebenfalls über den Solarplexus. Ich möchte daher die Grundübung vorstellen, die dazu dient, das eigene Energiepotenzial zu stärken, einen gesunden Menschenverstand zu bewahren und ein gesundes „Nervenkostüm“ zu erhalten. Es geht um das gewissenhafte Ein- und Ausschalten. Hier eine Übung aus meinem Buch „Heilende Hände für Tiere“:

Der erste Schritt dient der Kräftigung des Solarplexus, der Beherrschung der Emotionen und der Fähigkeit, ein- und auszuschalten. Sobald wir die materielle Ebene verlassen, nehmen wir nicht nur Energien wahr, sondern wir verbrauchen auch Energien. Je feiner die Energien sind, mit denen wir umgehen, um so sicherer müssen wir mit beiden Beinen auf der Erde stehen und um so deutlicher müssen wir die Ebenen wahrnehmen, auf denen wir arbeiten. Sich einfach darauf zu verlassen, dass man irgendwo ankommt und irgendwo wahrnimmt, bringt keine Zuverlässigkeit und Sicherheit. Bei uns sind viele sensitiv begabte Menschen auf Dauerempfang geschaltet. Das führt zu einer Überreizung des Nervensystems, zu einem Schwund integrierter Gehirntätigkeit und zu Täuschungen der Sinneswahrnehmung. Ein klares unterscheidendes Denken zwischen echt und unecht, Wahrnehmung und Einbildung kann nur durch den natürlichen Rhythmus von bewusstem Ein- und Ausschalten geschehen. Warum? Wenn wir im feinstofflichen Energiebereich arbeiten, wechseln wir die Ebenen, und dieser Wechsel geschieht vor allem im Solarplexus, eben dem emotionalen Zentrum im Oberbauch.

Übung: Ein- und Ausschalten

Setzen Sie sich bequem hin, die Füße stehen fest auf dem Boden. Visualisieren Sie im Solarplexus, dem Raum unterhalb des Zwerchfells, eine Blume/Seeanemone in Form und Farbe Ihrer Wahl. Nicht jeder kann sich das bildlich vorstellen, man kann sie aber genauso gut empfinden. Farben und Formen lösen Empfindungen aus. Die Blume/Seeanemone sollte sich sanft öffnen und schließen. Diese Übung erfordert nur ca. fünf Minuten, doch erfah-

rungsgemäß verändern diese wenigen Minuten das gesamte Energiefeld eines Menschen.
Das sanfte Aufgehen der „Blüte" steht für das Sichöffnen für diese Ebene, das elegante Schließen der Blüte steht für das Verlassen dieser Ebene.
Manche Menschen stellen sich das Ein- und Ausschalten als Lichtschalter oder Hebel vor, den sie auf „Ein" oder „Aus" drehen. Vor allem Kinder lieben die bildhafte Vorstellung, die gut ist, da sie uns erleichtert, die Wahrnehmungsarbeit, später auch die Heilertätigkeit, wieder abzustellen. Dies ist so wichtig, damit wir nicht unbewusst Energien von uns selbst abfließen lassen und um später wieder vollkommen im Hier und Jetzt zu sein.
Bei uns Mitteleuropäern ist das Ausschalten fast noch wichtiger als das Einschalten, weil wir nie etwas über die Ökonomie von Energien gelernt haben. Leicht verausgaben wir uns pausenlos, deshalb sind wir auch so stressanfällig.

Wenn Sie mit einem Pferd Kontakt aufnehmen wollen, spüren Sie zuerst in Ihren Solarplexus, visualisieren Sie die Blüte oder die bewegliche Seeanemone im Wasser. Und wenn sie sich gut anfühlt, bedeutet dies, dass in Ihren zwölf Hauptmeridianen das Qi harmonisch fließt und Ihre acht Urmeridiane mit ausreichender Yin-Energie gefüllt sind.
Dann folgt die Kontaktaufnahme, zu der ich gleich eine Übung vorstelle. Nach der energetischen Arbeit schauen oder fühlen Sie zuerst wieder in den Solarplexus. Ist die Blüte wie vorher? Wenn nicht, erinnern Sie sich und warten ein paar Sekunden, bis Ausgangsbild und Ausgangsgefühl wieder vorhanden sind. Dann kehren Sie in das Alltagsbewusstsein zurück.
Natürlich können Sie diese Grundübung bei allen Gelegenheiten einsetzen, wenn es um erhöhten Energieaufwand geht. Sei es, Sie haben mit Kunden, Patienten oder Schulklassen zu tun. Spüren Sie immer vor und nach der Aktivität mit Menschen

oder Tieren in Ihren Solarplexus hinein. Mit der Zeit ist das Bild nach einer Kommunikation und Energiearbeit genauso stabil wie vor Beginn der Arbeit, und so sollte es sein, weil Sie dann frohgemut und im Vollbesitz Ihrer Kräfte energetische Arbeit leisten können.

Eine sehr schöne und oft erprobte mentale Kontaktaufnahme mit Pferden ist die folgende Übung des geistigen Heilens, falls Ihr Pferd einmal krank ist:
Visualisieren Sie Ihre Seeanemone/Blume im Solarplexus. Fragen Sie sich, ob Sie bereit sind, mit dem kranken Tier Kontakt aufzunehmen. Bleibt die Seeanemone/Blume so harmonisch in Farbe und Bewegung, wie Sie sie kennen, dann können Sie fortfahren. Verändert sich die Seeanemone zu ihrem Nachteil, so brechen Sie die Übung hier ab und verschieben sie auf einen späteren Zeitpunkt.
Wenn Sie bereit sind, visualisieren Sie das kranke Tier. Sie können ein Foto oder Haare von ihm in der Hand halten. Begrüßen Sie mental das Tier, und bitten Sie um die Erlaubnis, in es hineinzuschlüpfen. Wandern Sie in seinem Organismus umher und merken Sie sich, was Ihnen auffällt. Kehren Sie zum Ausgangspunkt zurück, verlassen Sie das Tier und bedanken sich bei ihm für die Zusammenarbeit. Kehren Sie ins Hier und Jetzt zurück, nachdem Sie die Seeanemone/Blume noch einmal kurz auf ihre Harmonie hin geprüft haben.
Falls Ihre Seeanemone/Blume bzw. Ihr Solarplexus gelitten hat, ist das ein Zeichen, dass Sie eigene Energie unterbewusst an das Tier abgegeben haben. Atmen Sie in diesem Falle so lange, bis der Solarplexus wieder im Lot ist.
Notieren Sie, welche Unstimmigkeiten, Blockaden oder Veränderungen Ihnen im oder am Körper des Tieres aufgefallen sind. Nehmen wir an, die Leber sah schrumpelig aus, in den Blutgefäßen war es bisweilen eng und stickig oder nur eine Niere glänzte, während

die andere matt aussah. Außerdem hatten Sie vielleicht im ganzen Körper den Eindruck von Müdigkeit oder zu viel Hitze, während es Sie in anderen Regionen fror. Da Sie keine Diagnose stellen müssen, müssen die Empfindungen, Wahrnehmungen und Bilder auch nicht zu einem logischen Zusammenhang formiert werden. In der Geistheilung spielen die Bilder, so wie sie wahrgenommen werden, eine zentrale Rolle und nicht, was sie klinisch bedeuten.

Nun folgt der zweite Teil der Übung, der je nach Person immer wieder anders ausfallen kann. Wir beginnen mit einer einfachen Sendung von Heilenergie in Gestalt einer für Sie energiestarken Farbe. Schauen Sie wieder in Ihren Solarplexus und stellen Sie sich vor, dass Sie dem Tier gleich Heilenergie senden möchten. Welche Farbe wählen Sie aus?

Legen Sie nun Ihre Handflächen nach oben oder halten Sie die Hände in etwa dreißig bis vierzig Zentimeter Abstand über das Tier, wenn Sie im Stall sind. Das ist die gebende Geste. Visualisieren Sie Ihre Heilfarbe als eine Art Strahlenbündel oder Laserstrahl, der aus Ihrem Solarplexus und Ihren Händen strömt. Es kann sein, Sie entwickeln spontan so viel Energie, dass es dem Tier zu viel wird. Aus diesem Grunde sollten Sie die Hände nicht zu nahe am Körper halten.

Wenn Sie den Eindruck haben, dass die Energie schwächer wird, nehmen Sie die Hände zurück. Sie visualisieren wieder Ihren Solarplexus und bringen ihn, wenn nötig, in den ursprünglichen Zustand zurück, bedanken sich bei dem Tier und kehren ins Hier und Jetzt zurück.

Sie sehen, diese Energiesendung erfordert Ihre Solarplexusenergie. Wenn das Sonnenzentrum unter Ihrer Kontrolle ist, können Sie unbedenklich Heilenergie senden, ohne selbst Ihre inneren Batterien zu entladen. Ganz im Gegenteil, wenn Sie sorgfältig mit Ihrem Sonnenzentrum umgehen, entwickeln Sie immer mehr Heilenergie.

Sie verstehen jetzt sicher auch, warum es nötig ist, immer wieder auszuschalten. Wenn Sie unbedarft mit mehreren kranken Tieren hintereinander kommunizieren, sind Sie bald erschöpft. Energiearbeit sollte aber niemals zum eigenen Nachteil sein, sondern das eigene Energiepotenzial noch vergrößern.

Es gibt Menschen, die ihre Heilfarbe genau dorthin senden, wo sie im ersten Übungsteil die Schwächen entdeckt haben. Andere stellen das Tier unter eine farbige Lichtdusche, wieder andere versetzen sich in das Tier und verteilen dort die Heilenergie. Es gibt keine Regel, entscheidend sind Ihre eigenen Bilder, wie Sie Ihre Heilfarbe fließen lassen. Wenn Sie einige kranke Tiere auf diese Art visualisiert und mit Heilenergie versorgt haben, brauchen Sie die Übung nicht mehr zu unterbrechen. Mehr und mehr werden Sie in der Lage sein, sofort, wenn Sie im Organismus einen Schwachpunkt sehen, Ihre Heilfarbe zu aktivieren.

Ich werde niemals einen kleinen Jungen vergessen, der auf einem Kurs für Alpha-Training war. Wir hatten die Aufgabe, in einem kranken Tier mental Blockaden aufzuspüren, aber das Tier war nicht anwesend, sondern wir hatten nur seinen Namen. Da sagte der kleine Junge voller Stolz: „Da nehme ich gleich meine Wurzelbürste mit. Wenn es irgendwo in dem Pferd komisch aussieht, schrubbe ich die Stelle blank. Ich habe schon so manche Leber blankpoliert.“ Dieser Elfjährige konnte sich keine Heilfarbe vorstellen. Er hatte sich ein geistiges Zimmer mit Putzgeräten erschaffen, in dem allerlei Tücher und Bürsten vorrätig waren, die er auf die Reise durch ein Tier mitnahm. Von der Mutter erfuhr ich, dass er schon im Kindesalter große Heilerfolge bei Pferden hatte.

Wenn Sie auch mehr zu den „praktischen“ Heilern zählen, die sich keine Farbe, dafür aber wirksame „Geräte“ vorstellen können, so tut das der Heilenergie und der Heilungsqualität keinen Abbruch. Bei den meisten Menschen sind Farben jedoch ein Medium, das sie sich leicht vorstellen und emotional wahrnehmen können. Auch im Alltag verbinden wir mit Farben häufig bestimmte psychische und mentale Zustände.

In welches Bild oder Symbol Sie Ihre Heilenergie am Anfang kleiden, ist Ihnen überlassen, wichtig ist, dass Sie auf diese Weise Zutrauen zu Ihrer Heilenergie bekommen. Die höchste Kunst ist es, Heilenergie „einfach fließen zu lassen". Dies ist alles andere als einfach, will man nicht seiner Einbildung erliegen. Darum sind die Übungen auch so angelegt, dass Sie stets ganzkörperliche Erfahrungen machen und nicht nur Bilder von einer Sache im Kopf haben.

(Aus „Heilende Hände für Tiere")

Mentale Kommunikation und Tierkommunikation sind keine Zauberei, sondern lediglich der Beweis, wie komplex unser menschliches Bewusstsein agieren kann, wenn keine Glaubenssätze im Wege stehen.
Meine Erfahrung ist, dass Tiere ganz allgemein „die Dinge beim Namen nennen" und nicht wie wir Menschen komplizierte Denkwege wählen. Es mag auch sein, wir erfahren etwas, das uns betrifft, das uns vielleicht sogar betroffen macht, weil wir bestimmte Dinge nie zuvor aus der Perspektive des Tieres gesehen haben. In jedem Falle ist es erstaunlich auf der einen Seite, dass es einem gelingt, die energetischen Impulse in Worte zu verwandeln, und auf der anderen Seite, so einfach kommunizieren zu können.
Wenn ich auf Reisen bin, visualisiere ich meine Vögel täglich. Ich höre zu, was sie mir mitteilen und fühle mich jedes Mal danach gestärkt – natürlich auch beruhigt, dass alles in Ordnung ist. Das selbstverständliche Üben der sensitiven Gaben hat dazu geführt, dass ich fast automatisch, wenn ein Kontakt zu einem Tier besteht, zuhöre, was es mir mitteilt, und so die mentale Öffnung zur Tierwelt immer größer wird. Im Zuge dieser Entwicklung stellte ich auch fest, dass Pferde und Vögel die gleiche Art haben, sich mental mitzuteilen. Ist es verwunderlich, dass es in allen Kulturen das geflügelte Pferd und im

Abendland den Zentauren, halb Pferd/halb Mensch, gibt? Darin drückt sich die Erfahrung aus, dass die Welt der Gedankenmuster zwischen Mensch und Pferd genauso wie zwischen Mensch und Vogel als ähnlich erfahren wurde.
Das Bedürfnis, mit den Tieren zu kommunizieren und sich als Mensch im Tier zu spiegeln, betrachte ich als positive Bewusstseinsströmung unserer Zeit, die immer mehr Energiezuwachs bekommt, so dass eines Tages der Umgang auch mit den Tieren, die uns zur Nahrung dienen, ethischen Maßstäben folgt.

Dr. Rosina Sonnenschmidt ist tätig als Heilpraktikerin und Tierkinesiologin. Sie leitet zahlreiche Seminare im In- und Ausland und ist Autorin vieler Fachbücher zum Thema Heilkunst für Mensch und Tier.

Gaby und Pollux

„So muss ich aber doch meinen Senf zum Thema „Tiere spiegeln Menschen“ dazugeben. Denn das war eine für mich sehr wichtige Erfahrung bei meinem ersten TiKo-Kurs für Anfänger bei Karin, die den Stein mit ins Rollen gebracht hat. Sie hat mir gezeigt, wie sehr Gefühle einen selbst und andere, eben auch unsere Tiere, beeinflussen. Und dass sie, wie auch die Gedanken, Distanzen überwinden und nützen oder schaden können. Und dass man sie tatsächlich ganz gezielt einsetzen kann. Wenn man das erst mal begriffen hat, kann man Dinge verstehen und annehmen, die man vorher allenfalls belächelt hat. Und dies Blümlein kannst du dir ans Revers stecken, Karin. Danke nochmal dafür!
Meine erste Erfahrung zum Thema Spiegeln hatte ich also in meinem ersten TiKo-Kurs. Zu der Zeit war meinem Pferd wegen einer hartnäckigen Hufgelenksentzündung eine dreimonatige strikte

Boxenruhe verordnet worden. Pollux ist in einer Herde aufgewachsen und hat auch heute noch ganztägigen Weidegang in einer Herde von etwa zwanzig Pferden. Wenn er aufgrund einer Krankheit in der Box bleiben muss, setzt ihm das sehr zu. In den ersten ein bis zwei Wochen ist er zunehmend ärgerlich, später wird er dann geradezu depressiv. Und hier fing seinerzeit die Spiegelei an. Ich wusste, dass er leidet, und litt mit. Zunächst spiegelte ich ihn, denn mir ging sein Zustand sehr zu Herzen. Ich saß im Büro und dachte an mein armes, eingesperrtes Pferd, wie sehr es die Herde und seine geliebte Freiheit vermissen würde. Und wenn ich ihn dann abends besuchte, war ich selbst ganz unglücklich und fand mein Pferd traurig und missmutig vor. In Karins Kurs hatten die Teilnehmer Fotos ihrer Tiere mitgebracht, um damit erste Übungen zu machen. Ich hatte ein Bild von Pollux mit. Es war wirklich schlimm. Alle Teilnehmer, sie kannten weder mich noch mein Pferd, empfingen mehr oder weniger deutlich dasselbe. Trauer, Einsamkeit, eingesperrt sein, die Familie (Herde) vermissen, Ungewissheit, Kloß im Hals, Hoffnungslosigkeit. Für mich war das natürlich im ersten Moment schrecklich. Dass mein Pferd durch die Boxenruhe unglücklich war, wusste ich ja. Aber dass es ihm so sehr zusetzte? Ich war völlig am Boden. Karin und die Kursteilnehmer haben mir dann mit viel Mitgefühl geholfen, diese Erfahrung zu verarbeiten und letztlich daraus zu lernen.

Pollux und ich haben uns immer wieder gespiegelt. Was die Kursteilnehmer von ihm empfangen hatten, waren genau die Gefühle, die ich hatte, wenn ich an ihn dachte. Ich hatte sein Unglück übernommen und er wiederum meins.

Das musste aufhören. Also versuchte ich, den Rat aus dem Kurs umzusetzen. Ich betrachtete die Situation aus einem anderen Blickwinkel. Mein Pferd musste in der Box bleiben, um gesund zu werden. Das war nun einmal eine Tatsache und nicht zu ändern. Es würde nicht ewig dauern, es war kein böser Wille und nicht meine Schuld. Und jetzt ging es nur noch darum, die Zeit herum-

zubekommen und sie so angenehm wie möglich zu machen. Ich lernte also, das Positive zu sehen, die Gegebenheiten anzunehmen und das Beste daraus zu machen. Schon allein durch dieses Umdenken wurde mir viel leichter ums Herz.
Ich ging nach dem Kurs also mit einem guten, zuversichtlichen Gefühl in den Stall. Als ich zu Pollux Box kam, konnte ich nicht fassen, was ich sah. Ein freundliches, aufmerksames, ja frohes Pferd blickte mir entgegen. Pollux, der mich in den letzten Wochen nur mit dem Hintern angesehen hatte, stand mit gespitzten Ohren in seiner Box und war ganz eindeutig guter Laune. Es war, als blickte ich in einen Spiegel.
Wir haben die Genesungszeit dann dank unserer positiven Einstellung noch gut herumbekommen und mittlerweile geht Pollux wieder fit und munter mit seinen Freunden auf die Weide. Seitdem habe ich schon des Öfteren dieses Phänomen des Spiegelns beobachtet, bei mir (auch rückblickend auf die Vergangenheit) und bei anderen Menschen und ihren Tieren. Man muss sich dessen nur bewusst werden, dann kann man sich und den Tieren helfen."

Gaby Brandt, Köln

Unbewusste Beeinflussungen

Carolas Freundin Marie Louise hat ihre Sinne ein wenig extra ausgebildet, sie beherrscht nämlich die Kunst, in Haaren lesen zu können. „*Das ist nicht viel merkwürdiger als Telepathie*", findet Carola. „*Auch wenn es sich vielleicht ein wenig sonderbar anhört. Natürlich wird man neugierig und will testen, ob es wirklich funktioniert. Genauso, wie alle am Anfang testen wollten, ob Telepathie funktioniert. Das Ergebnis ist manchmal verblüffend, manchmal ein wenig lustig, aber eine Sache ist sicher, was meine Haare angeht, hat sie immer Recht. Sie hilft mir mit meinen Tieren und manchmal bitte ich sie, in den Haaren meiner Klienten zu lesen, um mir zu helfen, Ursachen herauszufinden, an die man nur schwer kommt."*

Hier beschreibt Marie Louise Jansson ihre Philosophie:
Viele von uns, die sich mit Tieren umgeben, erleben sicher, dass wir von ihnen gespiegelt werden, wenn es uns schlecht geht. Das gilt sowohl physisch wie psychisch. Wenn du dich auf den Pferderücken schwingst und auf jemanden oder etwas wütend bist, reagiert dein Pferd auf eine ganz spezielle Weise, das gleiche hast du sicher umgekehrt erlebt, wenn du richtig gut gelaunt warst. Tiere sind viel sensibler als wir und erfassen unsere Stimmungen auf eine ganz andere Art und Weise.
Sie nehmen viel von unseren Problemen auf sich, selbst rein physische Symptome. Meine Philosophie ist, dass wir alle von der gleichen Urzelle abstammen und daher alle einen kleinen Teil gemein haben. Das kann man deutlich bei Menschen sehen, die einen Zwilling haben. Zwillinge erleben oft denselben Schmerz und dieselbe Unruhe wie ihr Geschwister, auch wenn sie sich nicht am selben Ort befinden. Und wie viele Männer werden schwanger und durchleben die gleiche Übelkeit und andere physische Beschwerden wie ihre bessere Hälfte? Ich selbst habe mich unzählige Male dabei erwischt, wie ich einen Teil des Schmerzes für meine Kinder übernommen habe, wenn ihnen ein Unglück widerfahren ist oder sie etwas Unangenehmes durchleben mussten. Da versteht man leichter, warum ein Pferd oder Hund oder ein anderes Lieblingstier ganz plötzlich Probleme sowohl seelisch als auch körperlich bekommen kann, wenn es Herrchen oder Frauchen nicht gut geht. In den letzten Jahren habe ich angefangen, mich immer mehr für Homöopathie und eine Form der Körperbalancierung zu interessieren, die ich langsam, aber stetig weiterentwickle. Zu Beginn arbeitete ich ausschließlich mit rein homöopathischen Mitteln, um den Körper auf dem rein physi-

schen Niveau wieder ins Gleichgewicht zu bringen. Es ist ja leider so, dass alles, was wir heute essen, so viel weniger Mineralien, Spurenelemente und Salze enthält als noch vor fünfzig Jahren. Das hat zur Folge, dass der Körper auf Hochdruck arbeitet, um trotzdem zu funktionieren, und uns geht es schlechter und schlechter und wir machen unbewusst psychischen Stress durch. Das erleben selbst unsere Haustiere – teils, da ihr Futter ebenfalls nicht das beinhaltet, was es sollte, so toll es auch sein mag, und teils, weil sie die negativen Energien aufsaugen, die unser Körper ausscheidet.

Durch blanken Zufall bin ich dann mit den Bach-Blüten in Kontakt gekommen und mit Bachs Glaube, dass die meisten Krankheiten ihren Ursprung in der Seele, in unserer Psyche haben.

Ein Körper, der nicht in psychischer Balance ist, wird oft von physischen Zipperlein heimgesucht, und wenn wir nicht auf die ersten Signale achten, steigern sie sich mit der Zeit so, dass sie uns zum Schluss gegen die Wand drücken. Letztendlich passiert das, was wir heute mit „ausgebrannt“, „burn-out“, umschreiben.

Würden wir uns die Zeit nehmen, auf uns selbst, unseren Körper zu hören und wie es uns eigentlich körperlich wirklich geht, würden wir ein besseres Verständnis dafür bekommen, wie es unseren Tieren geht und warum sie sich so benehmen, wie sie es tun.

Es gibt keine bösen Tiere. Tiere, die aggressiv auftreten, sind im Grunde einfach nur unsicher und bedürfen Hilfe, ihr Gleichgewicht wieder herzustellen, sowohl physisch als auch psychisch. Alle Körper bestehen aus Energie, und wie ich eingangs schon erwähnte, haben alle ein Urgedächtnis, eine Erinnerung daran, was der Körper braucht. Tiere in freier Wildbahn können sich selbst das suchen, was ihr Körper benötigt, aber unsere zahmen Tiere sind komplett von uns abhängig. Mittels ein paar Haaren von seinem Pferd, Hund oder welchem Haustier auch immer, kann man überprüfen lassen, was dem Körper fehlt und in welchem seelischen Zustand er sich befindet Und in vielen Fällen wird man seine eigenen Symptome wiedererkennen. Ich habe die Erfahrung gemacht, dass eine Kombination aus homöopathischen Mitteln und Bach-Blüten oft ein positives Resultat ergibt.

Die Behandlungsdauer variiert von einer Woche bis zu einem Jahr, davon abhängig, wie tief das Problem eindringen konnte. Das Gleiche gilt für uns Menschen. Ein chronischer Zustand wie beispielsweise Fibromyalgie oder Psoriasis hat viele Jahre psychischen Leidens gebraucht, in denen man nicht zugehört hat. Darum kann es eine Weile dauern, dies aufzulösen und zum Grund vorzustoßen, der die eigentlich Ursache war. Ob es nun Unzufriedenheit mit sich und seiner Situation ist, oder dass man sich nie geliebt gefühlt hat oder zu hohe Ansprüche seitens der Umwelt stellt – die Ursachen können vielfältig sein.

Vor einigen Jahren hatte ich Probleme mit dem Stoffwechsel und bekam den Bescheid, dass ich vermutlich für den Rest meines Lebens täglich Medizin einnehmen müsste. Das war ganz schön hart. Mir ging es besser und die Symptome, unter denen ich litt, wie Frösteln, Müdigkeit und Gewichtszunahme, verschwanden.

Zu der Zeit hatte ich noch nicht angefangen, in solchen Bahnen zu denken, dass man der Ursache auf die Spur kommen muss und nicht nur die Symptome bekämpfen. Was dazu führte, dass meine Schilddrüse nicht mehr so funktionierte wie sie sollte, stellte ich nie in Frage, sondern schluckte brav meine Pillen. Als ich dann vor etwa drei Jahren mit einem Herrn in Kontakt kam, der eine Körperbalancierung an mir und meinem Mann durchführte, erfuhr ich, dass mein Körper Natrium und Silber brauchte, in homöopathischer Form. Er fragte, ob ich Probleme mit dem Magen und dem Rücken hätte, und das konnte ich nicht verneinen.

Säureneutralisierende Stoffe für den Magen hatte ich seit früher Jugend zu mir genommen, und die ganze Zeit geglaubt, dass dies etwas Vererbtes sei, da auch mein Vater das gleiche Problem hatte.
Ich ließ mich überreden, seine Methode auszuprobieren und täglich drei Monate lang homöopathische Medikamente einzunehmen, während er gleichzeitig ein kleines Beutelchen mit den gleichen Stoffen fertigte. Das sollte ich auf dem Magen tragen. Der Effekt war verblüffend: Schon nach einer Woche konnte ich meine Magenmedizin in den Schrank legen und nach ca. drei Monaten kam ich drauf, dass ich schon eine ganze Weile vergessen hatte, meine Medizin für den Stoffwechsel zu nehmen – und es mir trotzdem hervorragend ging. Schwarz auf weiß bekam ich es, als mein Hausarzt meine Werte prüfte. Seitdem fühlte ich mich sehr gut, aber meinem Hund ging es schlechter und schlechter. Er nahm an Gewicht zu, wurde schlapp und fror ständig, trotz seines dicken Fells wollte er immer nur drinnen in der Wärme liegen. Zu diesem Zeitpunkt hatte ich selbst einen Kurs in Körperbalancierung abgeschlossen und auch schon viel über Bach-Blüten gelernt. Ich machte einen Test bei meinem Snapp und das Ergebnis war, dass er an einem Mangel der genau gleichen Stoffe litt, wie ich es getan hatte. Dazu kam noch, dass die Bach-Blüten zeigten, dass er ein Wesen war mit der Eigenschaft, das Leiden anderer anzunehmen und sein eigenes hintanzustellen. Damals war er zehn Jahre alt und der Tierarzt hatte vermutet, dass mit seiner Leber etwas im Argen war, vermutlich ein Tumor.
Ich begann, ihm die fehlenden Mineralien zu geben, er bekam seine eigene Bach-Blütenmischung und heute, zwei Jahre später, ist er ein fröhlicher, lebenslustiger Hund. Durch die Bach-Blüten konnte ich ihm sogar seine Angst vor Schüssen und die totale Panik bei Gewitter nehmen. Seitdem bin ich auf viele ähnliche Fälle gestoßen, in denen Tiere die gleichen Krankhei-

ten tragen wie ihr geliebtes Herrchen oder Frauchen. Und viele Male tragen sie diesen Schmerz in aller Stille, ohne dass wir ihm die geringste Beachtung schenken.

Ein weiteres Beispiel ist eine Kuh, die nach dem Kalben in eine tiefe Depression fiel und nach Auffassung der Tierärztin an einer Kalbslähme litt, die wir mit verschiedenen tiermedizinischen Behandlungsmethoden zu bekämpfen versuchten. Normalerweise schlagen die wohl sehr gut an, aber bei dieser Kuh zeigten sie nicht die geringste Wirkung. Sie hörte auf zu fressen und schließlich sogar zu trinken, unsere Tierärztin tat, was sie konnte, um die Kuh wieder in Gang zu bringen, aber nichts half. Nach drei Tagen riet sie uns, die Kuh einzuschläfern, damit sie nicht leiden musste, da es nichts mehr gab, was sie tun konnte.

Ich fragte, ob es okay wäre, wenn ich der Kuh als letzten Ausweg Bach-Blüten gab, die bei sehr tiefen Traumata wirken. Sie hatte nichts dagegen, da ja sonst nichts half. Tierärzte in Schweden dürfen sich mit solchen Dingen nicht beschäftigen und auch keine Form alternativer Medizin empfehlen. Ich bereitete also eine hohe Dosis vor, gab sie der Kuh – und als ich eine halbe Stunde später wieder in den Stall sah, stand die Kuh zu meiner großen Verwunderung da und fraß das Heu, das sie so lange verschmäht hatte, und trank in großen Schlucken aus dem Tränkebecken. Dass da die Tränen liefen, brauche ich wohl nicht zu sagen, und ich glaube die Tierärztin freute sich genauso, als ich ihr sagte, was passiert war.

Ich möchte betonen, dass alles, was ich hier aufgeschrieben habe, meine eigenen Erlebnisse sind, und damit schließen, dass es dafür keine wissenschaftlichen Beweise gibt. Aber ich bin überzeugt, dass wir anfangen müssen umzudenken – sowohl was unsere Behandlungsformen angeht als auch, wie wir alles Lebendige um uns herum behandeln, Pflanzen und Tiere, denn alle sind für alle da und alle brauchen einander.

Marie-Louise Jansson ist Tierheilbehandlerin in Schweden. Sie arbeitet mit Homöopathie, Körperbalancierung und Bach-Blüten.

Reitlehrer Piko

„Bei meiner Tätigkeit als Reitlehrerin lege ich einen besonderen Schwerpunkt auf die Schulung des Reitersitzes und Harmonie in der Hilfengebung. Nachdem ich vor drei Jahren Karin Müller kennen lernte, änderte sich meine Kommunikation mit den Pferden grundlegend. Ich beobachtete Mimik und Körpersprache der Pferde intensiv. Im Unterricht stellte ich fest, dass die positive Einstellung des Reiters und des Ausbilders zum Pferd und zu den gestellten Aufgaben maßgebend für die Erfolge der Reitstunde sind, und ich beobachtete wiederholt, dass die besten Reitlehrer unsere Pferde sind. Sie geben ständig Rückmeldung und sind zumeist bemüht, uns zu gefallen.

Einen besonderen Augenschein lege ich in das Auffinden von körperlichen Blockaden und reflexartigen Verspannungen im Reiter. In letzter Zeit bemerke ich häufig, dass meine Pferde mich und ihre Reiter bei diesen Aufgaben unterstützen.

Piko ist ein außergewöhnliches Pferd, eine sehr weise Seele. Nachdem sein erster Lebensabschnitt sehr schwierig für ihn war, bekam ich ihn „unreitbar" achtjährig. Mittlerweile ist er einundzwanzig Jahre alt und ein sehr sensibles, feinfühliges Therapiepferd und wunderbares Reitpferd. Er ist eine Eminenz, ruht vollkommen in sich und ist telepathisch ein starker Sender.

Piko spiegelt innerhalb weniger Schritte die körperliche Befindlichkeit seiner Reitschüler. Wenn wir therapeutisch arbeiten, verändert er sein Gangmaß in vielen Nuancen. Er verfügt über einen wunderbaren raumgreifenden Schritt, wenn er diesen beispielsweise verkürzt und „wie auf rohen Eiern geht", dann weiß ich, dass der Patient nicht belastbar ist.

Wenn er von einem Fremden geritten wird, der Leistung von ihm fordert, bekommt er immer noch Angst, die Flucht nach vorn ist innerhalb weniger Meter sichtbar. Eilig, mit Riesenschritten „geht er im Schritt durch".
Wenn erwachsene Reitschülerinnen mich um Wohlfühlstunden bitten, spiegelt Piko deren körperliche, manchmal auch seelische Befindlichkeit, – er petzt. Bei Frauen, die im Bereich Kopf-Hals verspannt sind, hebt er sein Genick und hält es fest. Nicht lange, weil es nicht sein eigenes „Problem" ist, aber so klar, als wollte er sagen: „He Sibylle, ich hab was gefunden, achte auf diesen Bereich!" Anfangs glaubte ich Piko nicht oder vertraute meinen Beobachtungen nicht, also fragte ich frei heraus – die Trefferquote liegt bei hundert Prozent.
Am nettesten finde ich seine Hinweise auf Zähne-aufeinander-Beißen oder fest gegen den Gaumen gedrückte Zungen seiner Reiterinnen. Soweit der Kappzaum es zulässt, imitiert er dies. Er kaut auffällig und mit dem Gebiss klappernd oder zeigt die Zunge mehrfach schnell hintereinander, um meine Aufmerksamkeit auf diesen Bereich zu lenken.
Ein besonders eindrucksvolles Beispiel hatte ich während eines Handwechsels. Piko stand neben mir und ich sprach mit seiner Reiterin über eine entspannte Beinlage, die effektives, kraftsparendes Treiben ermöglicht. Zunächst unbeachtet fing Piko an, mit einem Bein aufzutreten, er stampfte mehrere Male in den Boden. Da er dies links tat, erzählte ich gedankenversunken der Reiterin, dass ich mein linkes Knie (nach einem Unfall) nur schwer entspannen kann. „Ach, das ist bei mir genauso, nein, kein Unfall, aber ein Kreuzbandriss mit seinen Folgen. Vielleicht versuche ich immer noch, dieses Knie zu schützen, und halte es fest."
Ich lobte Piko und dankte ihm für den Hinweis, er ließ sein Bein ruhen und war sichtlich zufrieden.
Bei fortgeschrittenen Reitern wurde ich neugierig und mutiger, ich suchte nach neuen Zusammenhängen. Eine Freundin von mir ritt

ihren fünfjährigen Trakehnerhengst. Sie wollte während eines Lehrgangs ihrem Ausbilder gefallen, war ehrgeizig und angespannt, der Hengst reagierte mit deutlich vernehmbaren Schlauchgeräuschen. Da sie mehrere „Fühlstunden“ bei mir erlebt hatte, begab sie sich kurz auf eine Körperreise, dabei fragte sie sich, ob sie gleichmäßig atmete. AHA – jetzt atmete sie mehrere Atemzüge tief und bewusst. Die Schlauchgeräusche verschwanden. Sie berichtete mir dies fassungslos und fasziniert.
Ich traute diesem Zusammenhang nicht. Einige Zeit später zeigte mein Haflingerwallach Rudi deutliche Schlauchgeräusche während des Leichttrabens. Ich atmete bewusst und gleichmäßig und schwupp, Ruhe unter mir. Ich bin ein Grübler und Forscher, also hielt ich die Luft an, atmete wenig und flach, die Geräusche kamen wieder, ich atmete wieder und siehe da, die Geräusche verschwanden wieder. Ich korrigierte meinen Sitz nochmals und Rudi antwortete mir mit langem, tiefem Schnauben.
Zunächst dachte ich, dieses Spiegeln sei eine Leistung meiner sensiblen Pferde, die auch in der Therapie arbeiten, aber bei Lehrgängen beginne ich immer mehr Augenmerk auf diese Zusammenhänge zu legen. Ich bitte meine Reitschüler durch Wechsel von Anspannung und Entspannung die Reaktion ihrer Pferde zu beachten, und siehe, kein Pferd ignoriert dieses Verhalten seiner Reiter. Fast alle Pferde ändern ihren Rhythmus, manche werden schneller oder verhalten sich, manche Stuten schlagen mit dem Schweif, viele Pferde zeigen auffallendes Ohrenspiel, sie fangen an, hektisch oder sehr genüsslich mit ihrem Gebiss zu spielen.
Ich bin sicher, dass Pferde fühlen, ob ihre Reiter ihre Zähne aufeinander beißen oder ihr Becken festhalten, die Fußspitzen verkrampfen oder die Schultern hochziehen. Und wenn wir es zulassen und beachten, geben sie uns gerne deutliche Rückmeldung über diese „Gegebenheiten“ des Reitersitzes. Ich sag immer, dass es logisch ist, dass Pferde diese Feinheiten bemerken, sie fühlen die Fliege auf ihrem Rücken doch auch. Natürlich nehmen sie Gewichtsver-

lagerungen und Anspannungen verschiedenster Art wahr, und sicher sind sie deutlich zufriedener und leistungsbereiter, wenn wir unseren Körper frei von Verspannung nutzen, unseren Sitz mittig mitschwingen lassen und unsere Atmung frei fließen lassen. Tief überzeugt bin ich davon, dass sie uns unterstützen, dies zu erreichen, weil sie sich selbst viel lieber in großer Harmonie mit uns bewegen.“

Sibylle Wiemer, Fintel bei Schneverdingen

Osteopathie für Mensch und Pferd

Auf der Suche nach der ultimativen Hilfe für Pferd und Reiter heißt eines der Werkzeuge Osteopathie. In meinem kleinen, aber feinen Netzwerk habe ich eine Osteopathin mit großem Wissen, auch was Pferde angeht. Das ist ausgezeichnet, da Pferd und Reiter besser von zwei Therapeuten geholfen wird, die einander kennen und gemeinsame Lösungen diskutieren können.
Ich habe darum Ingela Mauritsson, Osteopathiestudentin, die bald ihren Abschluss machen wird, ein paar Fragen gestellt.

CL: Warum Osteopathie?
IM: Es passt zu meiner Philosophie was Pferde und Menschen betrifft. Ich entdeckte, dass es nichts Neues für mich war, osteopathisch zu denken, es gab mir nur einfach mehr Ansporn, die Ausbildung zu machen.
CL: Was ist der größte Unterschied zwischen Osteopathie und etwa Chiropraktik?
IM: Es ist die Philosophie, Osteopathen denken in tieferen und größeren Perspektiven, sie kümmern sich und nehmen Rücksicht in größeren Ausdehnungen.
CL: Wann sollte man einen Osteopathen konsultieren?
IM: Bevor man Probleme bekommt, also vorbeugend, aber

genauso gut im akuten Stadium, am besten und sehr gern in Abstimmung mit dem Arzt.

CL: Was sind das für Patienten, die zu dir kommen?

IM: Alle, verschiedene Altersstufen, verschiedene Berufe, sehr viele Reiter.

CL: Haben Reiter spezifische Probleme?

IM: Schiefen und eine schlechte Koordination, die sich aufs Pferd überträgt. Reiter weisen oft ein rotiertes Becken auf mit den daraus resultierenden Folgen als Symptom: Nackenschmerzen, eine tiefere Schulter, Kopfschmerz, ungleichmäßige Muskulatur, Schmerzen in der Brustwirbelsäule, der Lendenwirbelsäule, Ischiasschmerzen, Knie und Knöchelschmerzen.

CL: Inwieweit kann ein Osteopath dem Reiter da helfen?

IM: Der Osteopath versucht, eine korrekte Mittellinie wiederherzustellen und dem Körper des Reiters zu helfen, zur Selbstheilung zu kommen. Der Osteopath ist ein Instrument für den Selbstheilungsprozess des Körpers.

CL: Glaubst du, dass das Pferd die Probleme des Reiters körperlich wie geistig trägt?

IM: Aus eigener Erfahrung ist das für mich mittlerweile eine Selbstverständlichkeit. Psyche und Körper hängen darüber hinaus immer zusammen. Ich sehe es gern, wenn Pferd und Reiter Hilfe von Therapeuten bekommen, die eng zusammenarbeiten, um Erfahrungen auszutauschen und die Möglichkeit zu haben, dem ganzen Gespann zu helfen.

CL: Unser Buch handelt davon, wie das Pferd die Probleme des Menschen spiegelt. Was fällt dir dazu ein?

IM: Dass alles zusammenhängt. Ein sehr gutes und interessantes Beispiel ist „tensegrity“. Richard Buckminster Fuller liefert den wissenschaftlichen Beweis, dass alles wirklich zusammenhängt. Wenn die geringste kleine Unbalance entsteht, verbreitet sie sich lawinenartig über das ganze Umfeld.

CL: Schlusswort?

IM: Wie du und ich zu sagen pflegen: Alle Individuen haben ihr eigenes Zentrum. Eine Equipage, ein Gespann aus Reiter und Pferd, sollte nur eines haben: das gemeinsame.

Je enger die Beziehung, desto kränker die Pferde?

Besitzer-Pferd-Beziehungen aus Sicht der traditionell chinesischen Medizin: Der Wallach ging immer wieder vorne rechts lahm. Vom Tierarzt wurde eine Erkrankung der Hufrolle diagnostiziert, die röntgenologischen Veränderungen waren aber noch geringgradig. Eine Gelenksinjektion mit Hyaluronsäure brachte Besserung. Allerdings nur für einige Zeit. Das wurde dreimal wiederholt. Dann versuchte man es mit Akupunktur. Aber wie zuvor hielt die Verbesserung des Zustandes nur für kurze Zeit an, obwohl eigentlich die Hufrollenerkrankung des Pferdes mittels Akupunktur sehr erfolgreich und nachhaltig behandelt werden kann. Ungefähr ein halbes Jahr später rief mich die Besitzerin erneut an: „Ich habe mich entschieden, mein Pferd einschläfern zu lassen. Nach der letzten Akupunkturbehandlung wurde noch einmal eine Gelenksinjektion versucht, der Effekt war aber dieses Mal nur noch von sehr kurzer Dauer, so dass mein Tierarzt zur Euthanasie rät. Ich wollte nur noch einmal Ihre Meinung dazu hören." Also war die Entscheidung noch nicht gefallen und ich fuhr zu dem Pferd. Dieses Mal sprachen wir ausgiebiger miteinander und die Besitzerin erzählte, dass sie zusammen mit diesem Pferd aufgewachsen sei und ihr Wohlbefinden sehr davon abhänge, wie es ihrem Pferd ginge. Wenn das Pferd leidet, so leidet sie selbst auch. Mir wurde klar, dass dieses Pferd eine Riesenverantwortung trägt, Verantwortung für das Wohlbefinden seiner Besitzerin. Geht es dem Pferd nicht gut, so kommen die Schuldgefühle dazu, für die Sorgen der Besitzerin verantwortlich zu sein. In diesem Fall machte ich noch einmal eine Akupunkturbehandlung, verschrieb aber Pferd und Reiterin zugleich eine Bach-Blütenmischung. Ergebnis: Die Lahmheit war weg, nachhaltig weg, und die Besitzerin wurde viel fröhlicher, was ihr vor allem an ihrer Arbeitsstelle auffiel. Sie trat ihren Kunden viel offener und freundlicher entgegen als vor der Bach-Blüten-Therapie.

Eine andere Besitzerin rief mich zu ihrem Pferd, weil es seit einigen Wochen ständig Kolikanfälle bekam. Ich behandelte dieses Pferd und gleichzeitig auch ihr zweites Pferd in der Nachbarbox, das ebenfalls nicht mehr mit rechter Lust bei der Arbeit war. Beide Pferde behandelte ich dreimal, die Koliksymptomatik war verschwunden, aber bei beiden Pferden schaffte ich es nicht, die Arbeitsmotivation zu steigern. Auch hier handelt es sich um eine gängige Problematik, die in der Regel gut durch Akupunktur zu beeinflussen ist. Wie immer, wenn sich nach der dritten Behandlung keine deutliche Verbesserung des Zustandes gezeigt hatte, führte ich ein intensives Gespräch mit der Besitzerin. Darin wurde deutlich, dass es bei einem Ausritt in den Wald ein Erlebnis mit dem kolikerkrankten Pferd und der Bereiterin aus dem Stall gegeben haben muss. Jedenfalls war das Pferd nach diesem Ausritt verstört und begann kurz darauf zu koliken, auch die Leistungsbereitschaft beider Pferde ließ nach diesem Tag nach. Diese Bereiterin war für die Fütterung der Pferde verantwortlich, kam also mindestens dreimal täglich zu den Tieren. Zudem war das Verhältnis zwischen Besitzerin und Bereiterin nicht das Beste, so dass die Besitzerin sich Gedanken machte, in einen anderen Stall zu gehen. Natürlich hielten sie alle für ein wenig hysterisch und einen Stallwechsel als Problemlösung für Quatsch. Ich bestärkte sie nach ihrer Schilderung darin und bekam eine Woche später einen Anruf: Die Besitzerin brachte die Pferde in einen Stall, der diesen vor mehreren Jahren gut vertraut war. Die Hängerklappe war kaum heruntergelassen, da spitzten die Pferde die Ohren, erkannten offensichtlich gleich die Umgebung und veränderten ihr Verhalten sofort. Beide waren wieder die Alten, das eine Pferd auch ganz ohne Blockaden, das andere Pferd erhielt bei meinem nächsten Besuch noch einmal Akupunktur zur Stabilisierung des Zustandes.

Eine häufige Frage, die wohl jeder Tierarzt zu hören bekommt, der mit Pferden arbeitet, ist wohl diese: „Ich tue alles für mein Pferd, sorge für regelmäßige Impfungen und Entwurmungen, sorge für regelmäßigen Auslauf und berechne die Fütterung, putze das Pferd regelmäßig und versuche auch sonst, alles gut zu machen. Dennoch ist mein Pferd häufig krank. Der Bauer, bei dem Pferde stehen, macht dagegen gar nichts mit seinen Tieren, außer eventuell zwei Entwurmungen im Jahr, und seinen Tieren fehlt eigentlich nie etwas. Wie kann das sein?"
Beim genauen Zuhören wird man immer wieder feststellen, dass es Besitzer/Innen mit einem relativ hohen „Pferdeverschleiß" gibt. Bei diese Besitzern treten bei unterschiedlichen Pferden relativ häufig ähnliche oder gar dieselben Erkrankungen auf. Die Tiere werden dann verkauft, es wird ein neues angeschafft, usw.
Und es gibt genauso häufig die Beobachtung, dass totgesagte Pferde nach einem Besitzer- oder Umgebungswechsel ohne weiteres Zutun plötzlich wieder genesen. Es gibt auch oft den sehr vernünftigen tierärztlichen Rat, das Pferd ein halbes Jahr auf die Weide zu stellen und dann zu sehen, was passiert. Auch hierdurch gesunden viele Pferde, die sich sonst eventuell langwierigen Therapien hätten unterziehen müssen.

Was lernen wir aus all diesen Beispielen und Aussagen? Als erstes doch, dass es sich bei unseren Pferden um hochsensible

Wesen handelt, die mit körperlichen Symptomen auf unsere eigenen Befindlichkeiten reagieren – oder auf Situationen, die nicht pferdegerecht sind.

Ich selbst bin mittlerweile zu der Schlussfolgerung gelangt, dass die meisten chronischen Erkrankungen auf psychische Ursachen zurückzuführen sind. Es ist der Mangel an Freiheit, der krank macht. Beziehung schafft Abhängigkeit, je enger die Beziehung, desto größer die Abhängigkeit, desto häufiger die Krankheit. Der Idealzustand ist das Pferd in freier Natur in seiner Herde. Ist es in menschlicher Verbundenheit, dann geht es um den Idealzustand der bedingungslosen Liebe.

Was bedeutet dieser Zustand – bedingungslose Liebe – in Bezug auf das Besitzer-Tier-Verhältnis?
Es geht meines Erachtens um Verständnis. Unsere Pferde machen nichts, ohne einen Grund dafür zu haben. Das müssen wir verstehen. Dann haben wir die größte Hürde genommen. Das gesunde Pferd ist gelassen, locker und hat Spaß an der Arbeit. Alles, was davon abweicht, ist krankhaft. Das gilt für Ängstlichkeit genauso wie für Aggressivität, für schnelles Schwitzen genauso wie für angelaufene Beine, für Putzempfindlichkeit („kitzelig") genauso wie für Sattelzwang. Verändert sich das Verhalten des Pferdes in irgendeinem Punkt, so ist etwas vorgefallen. Versuchen wir, dafür Verständnis aufzubringen, dann wird das Tier uns dankbar sein. Das Pferd will arbeiten, und wir können ihm auch vernünftige Höchstleistungen abverlangen. Dies wird aber nur möglich sein, wenn sich das Pferd wohlfühlt und uns vertraut. Vertrauen heißt in diesem Zusammenhang auch, sicher zu sein für das Verständnis des Besitzers, wenn es irgendwo hakt. Verständnis heißt nicht, Unarten zu akzeptieren, weil das Pferd eine schlimme Vergangenheit hatte oder Ähnliches.

Die Tatsache, dass viele chronische Krankheiten ihre Ursachen im psychischen Bereich haben, ist der Grund für die Schwierigkeiten, die die Schulmedizin in der Therapie hat. Für die TCM (traditionell chinesische Medizin) liegt hier überhaupt kein Problem vor. Die TCM basiert auf der Philosophie von Yin und Yang und dem freien Fluss der Lebensenergie, des QI. Psyche und Körper bilden eine Einheit und beeinflussen einander. Das ist der Grund, weshalb ein Akupunkteur bei der Aufnahme des Vorberichts immer nach der Psyche und nach dem Verhalten des Tieres fragen wird. Ein erfahrener Therapeut wird die meisten Informationen auch aus seiner am Tier durchgeführten Diagnostik erhalten. So bleibt er weitgehend unbeeinflusst von Fehleinschätzungen des Tierbesitzers und frei von Informationen, die nicht mehr zugänglich sind (durch Verkauf oder Ähnliches). Indem er diese Informationen verwertet, wird der Akupunkteur ursächlich therapieren. Er löst sich von der symptomatischen Therapie, das heißt, er benutzt zum Beispiel für die Hufrollenerkrankung keine spezifischen Punkte, sondern versucht, das Muster zu erkennen, das zu dieser Erkrankung geführt hat. Wird dieser Patient geheilt, so ist hiermit im Umkehrschluss bewiesen, dass die Ursache wirklich psychischer Natur war.

Es würde den Rahmen dieses Beitrages sprengen, auf die theoretischen Grundlagen und näheren Erklärungen des Einflusses der Psyche bzw. der Emotionen einzugehen. Feststellen möchte ich aber, dass der Großteil der chronischen Krankheiten in diesem Bereich ursächlich angesiedelt ist und dass sich davon auch der größte Teil relativ problemlos durch die Akupunkturbehandlung heilen lässt. Ich spreche dabei mit Absicht von Heilung, da die Beschwerdebilder nach einer ursächlichen Therapie für lange Zeit oder auch für immer verschwinden und degenerative und chronische Prozesse zum Stillstand kommen können. Freilich bedeutet Heilung in diesem Sinne „Freisein von Beschwerden“. Sichtbare Veränderungen (Arthrosen, Lungenemphysem, Schale usw.) bleiben bestehen. Dass selbst hier Veränderungen im Sinne von Heilung stattfinden, wird hier und da beschrieben, bedarf aber nach meiner Auffassung weiterer klinischer Untersuchungen. Die häufigsten psychischen Ursachen, die nach meinen Erfahrungen beim Pferd zu Krankheitserscheinungen führen, sind Folgende:

- Überforderung (oft in der Einreitphase, das Pferd wird als Sportgerät betrachtet und behandelt);
- häufige Besitzerwechsel;
- Rangordnungsprobleme (der Mensch ist nicht als Leittier anerkannt);
- problematische Fohlenzeit (Mutter gestorben, zu frühes Absetzen usw.);
- zu enges Besitzer-Tier-Verhältnis (Übermutterung);
- traumatische Erfahrungen (Unfall, Gewaltanwendung usw.).

Es scheint, als wäre die Akupunkturbehandlung bei Tieren ungleich erfolgreicher als beim Menschen. Vordergründig liegt es bestimmt daran, dass die Emotionen bei den Tieren direkt zugänglich sind. Die Emotion ist ein Pfeiler der TCM, eine der wichtigsten Krankheitsursachen. Beim Menschen besteht das Problem, dass die wahren Emotionen eher verdeckt liegen. Im Gegensatz zum Tier kann der Mensch verdrängen, interpretieren, nicht wahrhaben wollen usw. Das Tier reagiert spontan und ehrlich. Das werden viele Reiter bestätigen können, denen ihr Pferd oft zeigt, wie sie selbst drauf sind. Sind sie nämlich nicht bei der Sache, wollen das Pferd noch eben reiten, bevor es ans Weiterlernen oder Ähnliches geht, dann wird ihr Pferd es ihnen schwer machen. „So nicht mit mir“, werden die meisten Pferde sagen. Genau wie unsere Kinder. Sie brauchen Ehrlichkeit, Liebe und echten Kontakt.

Dr. med.vet. Christian Torp ist praktischer (Pferdefach-) Tierarzt und Mitglied der Gesellschaft für ganzheitliche Tiermedizin. Seit 1999 arbeitet er nur noch mit Akupunkturbehandlungen im Sinn der traditionellen chinesischen Medizin. Er ist ebenfalls in der Fortbildung für Tierärzte engagiert.

Bärbels Erfahrungen mit Etoile und Champion

„Ich hatte meine für mich ziemlich schwierige Stute erst ein paar Monate, als ich plötzlich „mit ihr allein im Wald stand“: mein Freund wollte sie nicht mehr reiten, ihr Sommerweide-Gefährte war wieder nach Hause geholt worden, keine anderen Pferde, keine Bahn oder Halle oder gar Reitlehrer. Sie hatte zwar eine Grundversorgung: Weide, Offenstall, frisches Wasser, Heu, aber dann und nur an den Wochenenden noch mich, die ich mich nicht traute, sie zu reiten, und es kaum schaffte, sie richtig zu führen, ohne dabei umgerissen zu werden. Kurzum, ich wusste weder ein noch aus und war ziemlich deprimiert. Oft saß ich Stunden lang einfach nur in ihrer Nähe im Offenstall, nur um wenigstens bei ihr zu sein, und überlegte, wie es denn nun weitergehen könnte. Und da fing sie an, nach mir zu schnappen. Richtig mit Ohren anlegen und gezielt schnappen. Und trotzdem hatte ich nicht das Gefühl, dass sie bösartig war. Heute glaube ich, es war einfach ihre Reaktion auf mein depressives Verhalten, sie wollte mich „aufwecken“ nach dem Motto: „Nun tu doch endlich was!“ Nach ein paar weiteren Wochen hat das auch geklappt, ich fand eine Herde für sie mit Stallmöglichkeit, wir machten immer längere Spaziergänge zusammen, ich entdeckte die Bodenarbeit und für uns beide begann langsam eine bessere Zeit.

Auch bei den Katzen fällt mir immer wieder auf, wie hilfsbereit sie im Krankheitsfall sind. Sie spüren genau, was und wo es nicht richtig funktioniert. Schon im Alter von knapp vier Monaten legte sich mir Minou von einer Schulter über den Nacken bis auf die andere, als ich einen fürchterlich steifen Hals hatte, und leckte mir noch dazu stundenlang zum Trost meine damals recht füllige Lockenpracht, eine Art Kopfhaut- und Haarmassage.

Als meine Mutter bei einem Besuch Migräne bekam, kuschelte sich Kater Pupuce den ganzen Nachmittag an die „Katzenhasserin", die jedoch keine Kraft mehr hatte, ihn wegzujagen, und schnurrte wie ein Weltmeister. Sie musste anschließend zugeben, dass es ihr irgendwie gut getan hätte.

Und wenn ich nachts manchmal stundenlang nicht schlafen kann und meine Nerven Karussell fahren, kann es schon mal vorkommen, dass Mizzy kommt und sich eine Zeitlang direkt auf meinen Bauch legt, meistens kann ich dann wieder einschlafen, obwohl sie nicht gerade ein Leichtgewicht ist. Seit uns Karin auf das Thema „Spiegelungen" aufmerksam gemacht hat, fallen mir immer mehr die Beziehungen zwischen Tier und Besitzer auf, gerade auch was Krankheiten und Unpässlichkeiten angeht. So zum Beispiel vor kurzem mit meiner Stute Etoile: Ich war gerade selbst den ersten Tag „krank geschrieben", als sich meine Stute eine Sehnenzerrung mit Sehnenriss zuzog und wir somit beide „krank geschrieben" waren. Weil ich zuhause war, konnte ich mich natürlich viel mehr um sie und die Tierarzttermine kümmern, Medikamente und Bandagen besorgen, als es möglich gewesen wäre, wenn ich hätte arbeiten müssen. Erster Zufall? Sie hat auch in der Vergangenheit schon öfter mal gelahmt, wobei mir bei diesem Gedanken zum ersten Mal auffällt, dass auch ich in den vergangenen Jahren mehrmals „gelahmt" habe: einen schlimm verstauchten rechten Knöchel und zwei Jahre später eine Verstauchung mit dreifachem Bruch am linken Knöchel. Man könnte uns beiden quasi eine Sehnenschwäche attestieren! Zweiter Zufall oder gar „wer lahmt hier wen"?

Endlich habe ich es geschafft, einen kompetenten Osteopathen zu meinen Pferden zu holen. Hauptsächlich für Etoile, aber nach dem Motto „wenn schon – denn schon", darf Champion natürlich auch. Ich stehe während der Behandlung von Etoile vor ihr, und halte die durchhängende Longe in der Hand. Und plötzlich, in einem Schwall von Gefühlsdurcheinander, kommen mir fast die Tränen, gleichzeitig ist es mir, als wenn ganz viel Spannungen und Belastungen in den Boden abgeleitet werden. Bei meiner Stute wird noch eine leichte Leberschwäche festgestellt, auch ich – heißt es immer von meinem Menschenarzt – hätte eine empfindliche Leber. Während der Behandlung von Champion ist es mein Freund, der im Rücken Schmerzen verspürt – Champion hatte den ersten Lendenwirbel verklemmt.
Am nächsten Tag waren beide Pferde bestens drauf, und auch bei mir zeigte sich eine ungewohnte „Leichtigkeit des Seins" im Sattel, ich war erstaunt. Dasselbe wieder beim Ausritt am darauf folgenden Wochenende, sollte die osteopathische Behandlung von Etoile auch mir gut getan haben? Ich werde uns alle weiter beobachten!"

Bärbel Mirke, Walscheid

Wie Tiere uns durch Krankheiten spiegeln

„Ich kann an meinen Tieren sehen, wie es mir geht. Ungefähr so, wie ich an meinen Kindern und den Menschen in meiner nächsten Umgebung sehen kann, wie es mir geht. Sie spiegeln mein Inneres, mein Äußeres und alles, was dazwischen liegt.
Warum tragen Pferde unsere Probleme? Warum geschieht dieser Prozess und wie können wir ihn aufhalten? Um zu verstehen, reicht es eigentlich meist, wenn wir uns selber unter die Lupe nehmen. Nicht, weil das immer gerecht wäre, aber die Wahrheit liegt manchmal so nah, dass wir manchmal nicht einmal darüber stolpern.
Ich verlange, dass mir die Pferde gehorchen. Wir alle haben den Wunsch nach einer gewissen Geschmeidigkeit im Umgang mit

unseren Tieren, der am liebsten nichts im Wege stehen sollte, schmerzfrei, einfach und auf hohem Niveau.
Das Pferd soll mir folgen, fühlen wie ich, so tun wie ich, meinem leisesten Wink folgen.
Ein Pferd braucht viele, viele Stunden, um unsere Stimmungen, unsere Reaktionen, zu erfühlen und zu fühlen, wie es uns geht.
Das fordern wir vom Pferd.
Unser Pferd arbeitet hart, sehr hart, um das für uns zu tun, es braucht und will seinen Anführer so sehr und viele von uns wollen ja wirklich auch, dass das Pferd uns genau folgt.
Nehmen wir einmal an, dass du einen Whiplash-Schaden hast. Das führt dazu, dass du Nackenschmerzen hast, eine eingeschränkte Bewegungsfreiheit in der Nackenwirbelsäule, deine Schultern anspannst, deine Arme dicht an dich heranziehst, oft Kopfschmerzen hast und meist ein bisschen schief bist.
Gleichzeitig hast du dein Pferd instruiert, genauso zu fühlen und zu denken, wie du es willst.
Das Pferd, das es dir recht zu machen versucht, beginnt das zu fühlen, was du spürst, deine Verspannungen nachzuahmen und sich all deine Probleme zu eigen zu machen.
Phantomschmerzen breiten sich an den gleichen Körperstellen aus wie bei dir.
Das Pferd beginnt, Schmerzen zu haben, wird sauer und mürrisch, und du kannst es nicht verstehen, hast keine Ahnung, was falsch läuft, vielleicht hast du dein Pferd nicht einmal geritten. Vielleicht ist es sogar ein Jungpferd!
Das Pferd zeigt große Probleme, und wenn schließlich der Pferdetherapeut kommt und dir alle Symptome beschreibt, hast du ein Aha-Erlebnis, aber ... das sind ja die gleichen Probleme wie die, die du hast. Wie ist das möglich?

Das Pferd ahmt dich nach, genau wie du es ihm beigebracht hast. Es verspannt sich, wenn du dich verspannst, wird locker, wenn du dich entspannst, wendet sich nach rechts, wenn du das tust, richtet sich auf, wenn du das tust, bekommt Nackenschmerzen, wenn du welche hast, wird in der Schulter eingeschränkt, wenn du deine Arme zusammenziehst und die Schultern verspannst.

Ich kann viele Beispiele nennen von Reitern, bei denen ich das Pferd nicht mehr zu behandeln brauchte, nachdem sie für sich und ihren Körper Hilfe von einem Osteopathen bekommen haben.
Meist schicke ich den Reiter selber zu einem Therapeuten, da ich bei den meisten Pferden erkenne, dass es ein Problem des Reiters ist, welches das Pferd gebeutelt hat.
Wir müssen besser darin werden, uns selbst zu helfen!
Nicht nur dein Pferd braucht Massage – du brauchst sie auch! Manchmal brauchst du sie eher als dein Pferd.
Sei aufmerksam dir und deinem Körper gegenüber, deiner Koordination, deinem Körpergefühl, deinen Bewegungen, Verspannungen, Stärken und Schwächen! Wenn du auf dich achtest, achtest du auch auf dein Pferd!
Qi Gong, Thai Chi, Meditation, manchmal braucht es nur so wenig, um sich seinem eigenen Leben zu nähern, wir sind alle Spezialisten darin, anderen zu helfen – jetzt sind wir mal an der Reihe!
Im Folgenden will ich eine Geschichte einfügen, die mich tief berührt. Nicht nur, weil ich die Hauptperson gut kenne, sondern weil sie die Verbindung zwischen zwei Seelen so sehr gut beschreibt. Dieser Bericht macht mich auf jeden Fall dankbar für das, was ich habe."

Mimmis Erzählung

Zindy und ich trafen zum ersten Mal draußen auf der Weide in ihrer Herde aufeinander. Ich wollte mir ein Fohlen ansehen, das auf dieser Weide mitlief und das ich kaufen wollte. Ich durfte Zindy zum Reiten so lange ausleihen, bis das Fohlen als Reitpferd alt genug sein würde. Zindy sollte zum Verkauf geritten werden.

Mein Gefühl für sie, als ich sie nach Hause holte, war, gelinde gesagt, kühl. Sie war nervös, unsicher, übergewichtig und bekam Panik, sobald man sich schneller bewegte. Aber da war etwas in ihren Augen, das sagte, gib mir eine Chance, dann zeige ich dir, wer ich wirklich bin, aber ich brauche Hilfe!

Nach etwa einem Jahr hatte sich mein Gefühl etwas verändert und ich begriff, dass dieses Pferd meins war. Sie gehörte zu mir, also kaufte ich sie. Carola kam zu uns raus, um sie sich anzusehen und zu behandeln. Da stellte sich heraus, dass ihre Probleme meine waren. Ihre Probleme waren Symptome für meine Schwachstellen, die ich im Körper habe. Eins unserer gemeinsamen Probleme ist unter anderem eine Beckenrotation nach rechts. Ich habe Bandscheibenvorfälle im Nacken, der Brustwirbelsäule und der Lende an zwei Stellen, eine linksseitige konvexe Skoliose im Lendenbereich und ein schwaches linkes Bein. Zindy zeigte Symptome an all diesen Stellen, meine Probleme fanden sich in ihrem Körper.

Carola begann, an Zindys Blockaden zu arbeiten, zunächst kontinuierlich, um deren Fortschreiten zum Stillstand zu bringen.

Carola: „Nach etwa einem Jahr und einer Anzahl Behandlungen mit Mimmi und Zindy begannen wir, ein Resultat zu sehen, die Behandlungen hielten. Das Pferd wurde selbstsicherer, auch seinen Reiter betreffend und seinen Körper. Ein Resultat! Wir hatten ein fantastisches Ziel erreicht.

Mimmi wartete auf eine Bandscheibenoperation für ihren Rücken, ritt aber aktiv weiter, sie trainierte sogar im Wasser, um ihre Muskeln zu behalten und gleichmäßig auszuformen.

Ich habe dieses Gespann jetzt drei Jahre begleitet, das seine Chance auf Glück stetig erhöht, manchmal denken wir darüber nach und reden und rätseln, wie wohl alles gekommen wäre, wenn Mimmi Zindy nie die Chance zur Behandlung gegeben hätte.

Wenn man heute das Ergebnis sieht, schießen einem die Tränen in die Augen. Zindy hält sich so gleichmäßig und gerade, sie ist stark

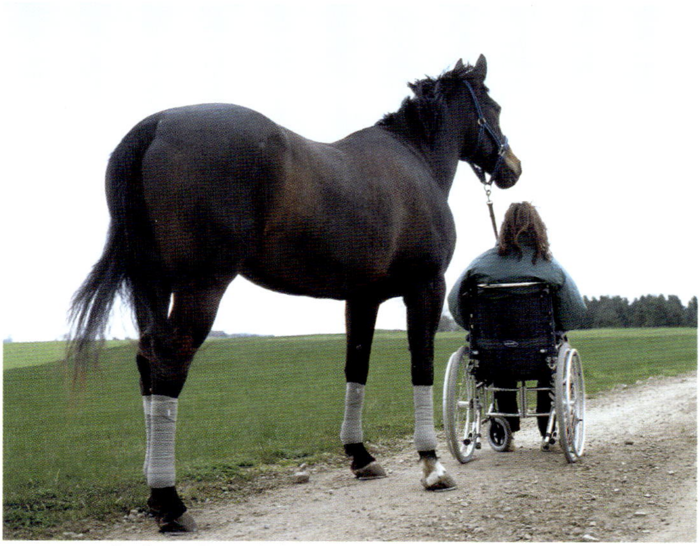

Mimmis Pferd Zindy: „Ich folge dir wohin auch immer. Den ganzen Weg, immer."

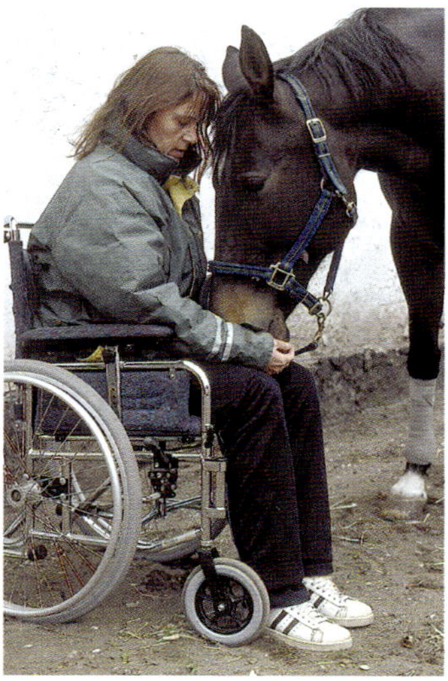

„Ich bin für dich da. Ich passe mich an, führe mich!"

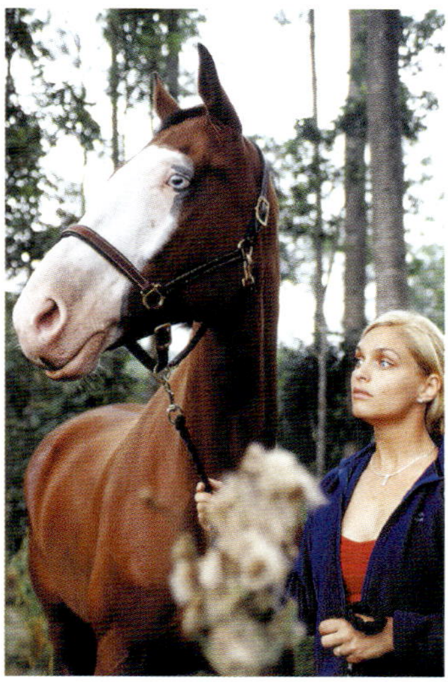

Wer ahmt wen nach? Pirat sieht Gespenster. Was sieht Carola?

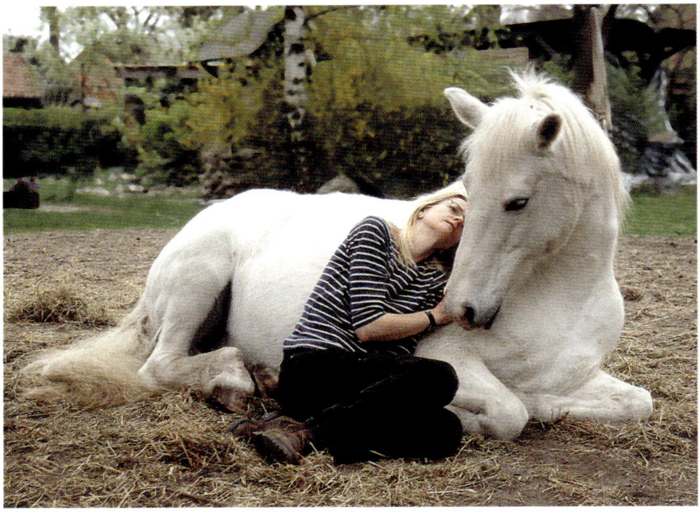

Wir sind ein du und ich, Seelenverwandte seit urdenklichen Zeiten, und jetzt wieder.

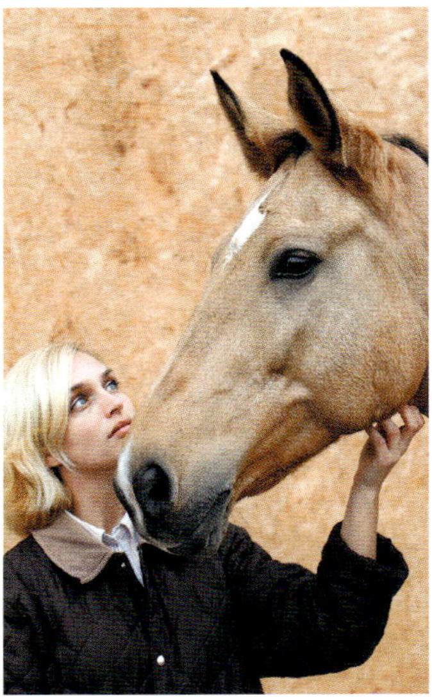

Wie Pferde uns spiegeln. Ich sehe mich in Olgas Augen, sehe mich fragen, wer bin ich?

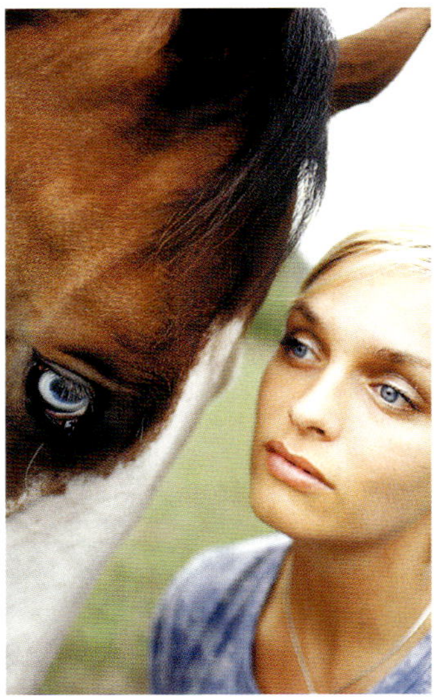

Pirat und Carola: So gleich und doch so ungleich. Was denkst du? Was denke ich?

wie ein Ochse mit viel Muskelmasse an den richtigen Stellen, damit sie Mimmi gut tragen kann. Leider wurde Mimmis Rücken nur immer schlimmer. Das spiegelt auch Zindy ab und zu, aber mit ein paar leichteren Korrekturen ist sie wieder gerade.

Was ist dann passiert?

Mimmi: „Ich bin Zindy eines Sonntags geritten und spürte in der Brustwirbelsäule eine Blockade und Unbehagen, gleichzeitig wurde mein linker Arm schwach und das Atmen machte mir Mühe.

Zindy war angespannt und trabte nur in kleinen Schritten vorwärts. Ich fühlte, dass etwas nicht wie sonst war. Am Montag, kurz nach elf Uhr, saß ich im Rollstuhl. Ich brach auf der Arbeit zusammen und wurde ins Krankenhaus gebracht. Der Rücken konnte nicht mehr. Am Anfang der Rollstuhlzeit wollte Zindy von mir nichts mehr wissen. Sobald ich im Rollstuhl angefahren kam, drehte sie mir die Hinterhand zu. Ich weinte oft.

Aber nach einem Monat wendete es sich und sie begann, sich auf der Weide nach mir umzusehen, und im Stall streckte sie mir das Maul hin und blies vorsichtig in mein Gesicht. Nachdem ich etwa drei Monate im Rollstuhl gesessen hatte, beschloss ich für mich, dass es jetzt genug sei. Ich dachte, dass es doch eine Hintertür aus meiner Not geben müsste. Ich hatte nicht die Zeit, länger im Rollstuhl zu hocken, dafür ist mein Leben zu kurz. Ich dachte, entweder verkaufe ich die Pferde und akzeptiere den Rollstuhl, oder ich packe mein Problem an und finde eine Lösung, damit ich mein Ziel mit den Pferden weiterverfolgen kann.

Als ich mich erhob und auf wackligen Beinen ging, liefen mir die Tränen die Wangen hinunter. Das erste, was ich tat, war auf die Koppel zu gehen, ein Pferd anzufassen und es einfach nur zu riechen.

Das Gefühl zu beschreiben, selbst auf sein Pferd steigen zu dürfen – das kann man nicht erklären, aber es ist fast dasselbe Gefühl, wie wenn man ganz frisch verliebt ist. Ich war verwundert darüber, wie stark ich immer noch war, und wie schnell ich mich erholte, aber eine Sache ist sicher: Ich bin ein Reiter und werde immer einer sein. Die Ärzte müssen einen Weg finden, mir aus dieser Misere zu helfen. Darüber hinaus habe ich begonnen, zu einem Osteopathen zu gehen. Der konnte mir endlich auch erklären, was da eigentlich mit meinem Körper geschehen war, als er so plötzlich kollabierte. Es war eine Abwehrreaktion, um meine lebenswichtigen Organe zu schützen. Der Plan ist nun, zum Herbst eine Operation durchzubekommen, damit ich nicht durch weitere ähnliche Traumata gehen muss.

Der Kontakt zwischen Zindy und mir ist stärker geworden und wir sind hellhöriger für den anderen geworden, Zindy ist meine beste Freundin. Ich glaube, wenn man sich einen längeren Zeitraum mit etwas leidenschaftlich beschäftigt hat, und das nicht mehr machen kann, entsteht eine Depression. Um den Teufelskreis zu durchbrechen, soll man das, was man so liebt, in dem Maß tun, wie man es fertig bringt. Versuchen, wieder rauf aufs Pferd zu kommen, denn das Gehirn erkennt das positive Gefühl wieder, das man hatte, bevor man im Rollstuhl landete. Man freut sich und bekommt neue Energie, die einem die Kraft gibt, wieder zu kämpfen – so war es bei mir. Während meiner Zeit im Rollstuhl bat ich meinen Lebensgefährten mehrere Male, mich auf Zindy zu heben, aber er hielt es für zu gefährlich. Wenn ich den Rest meines Lebens im Rollstuhl hätte zubringen müssen, wäre mir sicher ein anderer Weg zu reiten und Turniere zu gehen, eingefallen. Es gibt ja schließlich auch die Behindertenolympiade.

Zindys und mein Plan ist jetzt, vor Jahresende mit mittelschwerer Dressur zu beginnen und zu bestehen, das war ja die ganze Zeit unser Ziel. Dann soll Zindy, die jetzt fünfzehn Jahre alt ist, Mutter werden und die Zeit genießen, die sie noch vor sich hat, und einfach Pferd sein dürfen. Das habe ich ihr versprochen. Ich selbst achte sehr sorgfältig auf die geringste Verspannung bei Zindy. Ich weiß genau, wann es wieder anfängt, mir schlechter zu gehen. Ihr Körper bezeugt das laut und deutlich. Es fühlt sich natürlich ein biss-

chen sonderbar an, dass sie diejenige ist, die mein Schlechtgehen nimmt und trägt, und ich bin darüber oft betrübt, aber ich bin sehr froh über dieses Wissen, von dem ich mir wünschen würde, dass es mehr Menschen hätten."

Mimmi Laritz, Östra Ingelstad, Schweden

Mit den Pferden die eigene Lebensaufgabe finden

Karin und ich lieben es, einfach nur mit unseren Tieren zu sein, ohne etwas zu fordern oder dass sie irgendetwas tun müssen. Nur einfach in ihrer Nähe sein zu dürfen, bei den Pferden. Ich weiß, dass meine Pferde bei mir sind, um mir etwas zu zeigen. Sie alle haben eine Botschaft für mich, um mich zu führen. Das eine so verschieden wie das andere.

Nökle kam eines Spätsommertages wie auf einer Bananenschale in mein Leben gerutscht. Er sollte wegen einer Menge körperlicher Schäden und Mängel geschlachtet werden. Wir sahen ihn mit stummen Augen an und rauften uns die Haare, was wir mit diesem hübschen Pferd anstellen sollten, das so lädiert war. Ich beschloss, ihm eine Chance zu leben zu geben. Etwas in mir sagte mir, dass dies eine Gelegenheit war, die ich nicht verstreichen lassen sollte. Ich bezahlte dem Besitzer den Schlachtpreis und schickte einen Transporter, um Nökle abzuholen, und das werde ich nie bereuen.

Nökle ist eine Schönheit, nicht nur äußerlich, mit seiner üppigen Mähne, den großen schönen Augen und dem stolzen Hals, er strahlt so viel Weisheit und Ehrlichkeit aus, alle verfallen ihm. Ich bat meine Freundin Marie Louise, mit ihm Kontakt aufzunehmen und zu hören, ob er etwas zu sagen hatte – und das hatte er.

„Ich bin Yggdrasil. Der Baum des Lebens. Ich bin es, den ihr fragen könnt, wenn ihr etwas wissen wollt. Ich bin der, der weiß. Ich bin der Kanal für Carola, durch mich kann sie lernen, sehen und wissen."

Mich schauderte. Aber seine Worte haben mich zugleich erfreut.

Dann habe ich selbst an einem späten Novemberabend Kontakt aufgenommen: Hej Nökle! Du wohnst jetzt seit sechs Wochen bei mir. Ich habe auf diesen Moment gewartet, um zu fragen, ob du wirklich bei uns bleiben möchtest. Gibt es etwas, was du sagen möchtest?
„Die Dunkelheit ist enorm hier auf der Ebene, die Kälte auch. Man kann sich wundern, warum die Menschheit in diesem Kargen und Strengen leben will. Du brauchst Wärme statt Kälte, nichts kann sich messen mit der Wärme, die die Sonne des Lebens geben kann, nur nicht in diesen Breitengraden. Hier ist es kalt. Aber das schaffen wir, wir sind gemacht, um Wärme zu geben und zu verbreiten. Du brauchst Sonne und Wärme. Ich bin da für dich, bei dir, mit dir. Ich habe die Weisheit des Lebens in mir, wenn du sie erfahren willst, ich habe das ganze vollkommene Wissen der Allheit. Frag' und ich antworte. Ich bin ein Tier, das du liebst, damit du es nah an dich heranlässt. Ich könnte ein Rabe sein, aber den würdest du fürchten. Ich könnte eine Maus sein, doch die würde dein Hund packen. Ich könnte ein Freund sein, wenn du mich nah genug heranlässt.
Ich bin ein Pferd, denn Pferde wecken dein Innerstes. Das Älteste, das Zerbrechliche, das, was du bist. Ich bin das Bindeglied, das dich mit der Weisheit zusammenführt, zu der du gelangen möchtest. Du bekommst, was du willst, wann du es brauchst. Alle Menschen, die zu einem speziellen Tier hingezogen werden, haben einen Kontakt, eine Quelle der Lebensweisheit, aus der sie schöpfen können. Leider ist das gewöhnliche Szenario, dass der Mensch das Tier ausnutzt, es herumschleudert, einsperrt, hungern lässt, peitscht, alles macht, das uns nicht gebührt ... Eigentlich könnten wir das Schönste in eurer Nähe sein, der klarste von allen Kanälen, die euch Gelehrsamkeiten von dem, was ihr braucht, geben könnten. Stattdessen werden wir als Accessoires und Mülleimer benutzt. Ich wählte mein Leben, so wie es ist, um dir nahe zu kommen. Ich habe gewartet, so lange, um zu zeigen, um zu geben, um entgegenzunehmen, alles was du hast. Du glaubtest, das Leben war voller Abenteuer, komm mit mir, dann

werde ich dir wirkliche Abenteuer zeigen. Wisst ihr nicht? Wir sind eure Wegweiser, wenn ihr wollt. Eure Guides zu unwiderstehlichen Erlebnissen auf der ganzen Welt. Wir zeigen euch, wenn ihr sehen könnt, wenn ihr sehen wollt!
Meditiert mit uns und wir zeigen euch den Weg zum Unendlichen der allerschönsten Reiche, mit den schönsten Farben und Energien, die heilen. Die wahren Schätze sind nicht irgendwelche Rückerstattungen, es sind Ganzheit und Lernen, Gelehrsamkeit und Weisheit, weitervermitteln zu können zum Nächsten und Übernächsten, zu zeigen. Zeigen zu können, was für eine Gunst!
Ihr glaubt, ihr wisst das schon, da will ich sagen, dass ihr nichts wisst, nichts von alledem, was es gibt. Ihr habt es nicht gefühlt, nicht geschmeckt, nicht gerochen – nicht bevor ihr es nicht mit uns erlebt habt.
Habt ihr euch nicht gewundert? Warum Tiere Tiere wurden und ihr Menschen? Die Tiere haben die Antwort, ihr seid es, die fragten: Warum ist es so gekommen?
Nimm dir Zeit mit deinen Tieren, lobe und schätze sie mit dem Bewusstsein, das ihr besitzt, dass Tiere wissen, und dass wir verstehen. Wir wollen, dass ihr wisst, und dass ihr zeigt, dass wir wissen. Wir haben unsere Werte und können genauso für euch wert sein, wenn wir dürfen. Ruf das Wissen an und es kommt ein Tier zu dir, egal ob es Fasan oder Schlange ist. Das Wissen ist die Quelle. Das Tier ist dein Spiegel in der physischen Form, in der es zu dir gekommen ist. Sieh dein Tier und sieh, was du hast, was du bist, was du sollst.
Damit die Anziehung stimmt, damit du behalten willst. Du lobst mich, aber in Wirklichkeit lobst du dich. Du siehst die körperlichen Eigenschaften, hast Freunde und Familie teilhaben lassen an meiner Schönheit am Samstag und Sonntag und Montag, wenn nicht gar die ganze Woche. Hast Bilder ausstellen lassen und die Nachbarn bewundern. Aber... wie vielen hast du gesagt, dass ich Yggdrasil bin? Der Baum des Lebens, der hier ist, um zu zeigen, zu helfen und zu schulen? Wie vielen hast du von den Tiefen meiner Seele

erzählt? Tiefer als der tiefste Brunnen, gefüllt mit Schmerz über die Beschränktheit der Menschheit?
Ich bleibe für dich, weil du mich bittest, ich bleibe für dich, weil es mein Leben ist, ich bleibe, weil du eine Aufgabe hast, an der ich teilzuhaben für mich gewählt habe. Vielleicht finden wir einen Zugang für deine Überlegungen, vielleicht habe ich deine Antworten."
Es brauchte ein paar Tage des Nachdenkens, bis ich den Mut aufbrachte, Nökle in die Augen zu sehen, so viel wie er weiß! Dieses Pferd ist so ... Ja, jetzt wo ich weiß, dass ich mich im Pferd sehe, finde ich nicht die richtigen Worte. Aber ich liebe ihn, das tue ich und ich werde mit ihm zusammen viele Meditationen machen, um den Lebensweg zu finden.
Möchtest du mit deinem geliebten Tier meditieren, um den Weg deines Lebens zu finden?
Dann nimm dir ab und zu bei passender Gelegenheit einen Moment, wenn du weißt, dass dein Tier entspannt und in Ruhe ist. Übe am Anfang gern, mit deinem Tier zusammen zu entspannen, das ist etwas, was nicht viele machen oder versucht haben. Steure deine Atmung, um mit deinem Tier in denselben Takt zu kommen, steuere deine Gedanken, dass sie sich auf die des Tieres richten, damit ihr eins werdet.
Entspann dich, lass los und folge einfach dem Fluss ... lass dich von deinem Tier auf kleine Reisen mitnehmen und komm schnell zurück, dann kannst du anfangen zu üben.
Wenn du dich sicher fühlst in der Entspannung und dabei, die Kontrolle ein bisschen aufzugeben, bleib etwas länger und stelle deinem Tier Fragen, heiß die Antworten willkommen und frage weiter, lass dich inspirieren, ihm weiter zu folgen zu weiteren Abenteuern, und erlebe all die fantastischen Sachen, die dein Tier dir zeigen will.
Stell die wichtige Frage über den Weg deines Lebens, was du tun sollst, um ihm bestmöglich folgen zu können. Sieh, was kommt, was du fühlst oder spürst.

Bleib noch einen Moment sitzen, wenn es sich genug anfühlt, atmet im selben Takt miteinander, strecke dich langsam, während du die Augen öffnest, und danke deinem Tier aus ganzem Herzen.

Wie Nökle sagte, dein Leittier kommt ganz real zu dir, das Tier, das du brauchst, kommt, wenn du es rufst, freu dich an seiner Gestalt, nimm das Wissen um die physische Form an, die das Tier gewählt hat, um dir dein Spiegelbild zu zeigen.

Die tiefe seelische Verbindung zwischen Pferd und Mensch

Warum fühlen wir uns zu gewissen Wesen hingezogen?
Wie kommt es, dass man sich ausgerechnet dieses eine Pferd kauft?
Wie kann sich das Pferd eines anderen manchmal so anfühlen, als ob es deins wäre und zu dir gehört?
„Es gibt viele Philosophien, und manchmal ist es schwer, über derartige Dinge zu schreiben, ohne plötzlich beim Thema Religion zu landen. Jetzt ist es ganz gewiss nicht so, dass wir dir irgendeinen Glauben vermitteln wollen, auch nicht Religion oder Zugehörigkeit diskutieren. Dies hier ist unsere Anschauung. Karin und ich leben mit der Vorstellung, dass die Seele ewig lebt. Und aus diesem Glauben heraus schreibe ich dies.
Ebenen. Sich auf derselben Ebene befinden. Das ist schon die eigentliche Antwort. Eigentlich ist es so einfach, aber manchmal sehnen wir uns danach, dass die Dinge kompliziert sein müssen, damit es sich richtig bemerkenswert anhört! Was sind also Ebenen? Alle reden darüber, aber keiner kann es richtig definieren.
Als Beispiel hatte ich vor einiger Zeit ein Erlebnis während einer Behandlung von Pferd und Reiterin. Ich fühlte, dass das Pferd die meisten Probleme auf der gelben Ebene (chakramäßig betrachtet) hatte. Das kann beinhalten, dass der Rang des Pferdes gefährdet ist, also fragte ich die Besitzerin danach und bekam bestätigt, dass die Leitposition des Wallachs am Wackeln war, da es ihm längere Zeit

schlecht gegangen war und der jüngere Wallach bereit war, den Posten zu übernehmen. Also, ein großes Stück der Unbalance konnten wir auf der gelben Ebene ausmachen.
Die Besitzerin selbst hatte auch körperliche Probleme, so dass ich sie mit untersuchte. Genau richtig, die gelbe Ebene gab den Ausschlag. Da konnten wir sofort die Verbindung zwischen Pferd und Besitzerin aus einem anderen Blickwinkel sehen, da es tatsächlich so war, dass die Pferdebesitzerin eine Vorgesetztenposition auf ihrer Arbeit hat.
Wir fingen gleich an zu lachen, und sie sagte aus vollem Herzen, dass die Verbindung zwischen ihnen nun eine größere Tragweite bekommen würde, kein Wunder, dass die zwei wirklich zusammen gehören, und so war es von Anfang an bei ihnen, diese beiden sind wirklich auf derselben Ebene.
Die Besitzerin hatte vorher nie darüber nachgedacht, dass sie beide tatsächlich denselben Job hatten oder dass der Zusammenhang, die Verbindung, so einfach war.
Pferde werden auf verschiedenen Ebenen geboren, davon abhängig, was die Stute dem Fohlen für einen Start gibt und was das Fohlen in seiner Erinnerungsdatenbank dabei hat.
Menschen werden auf unterschiedlichen Ebenen geboren, davon abhängig, was die Mutter ihnen für einen Start gibt und was das Baby in seiner Erinnerungsdatenbank (Karin spricht hier gern vom „Rucksack“) dabei hat.
Zuerst abhängig von der Mama, später im Leben vom Papa und dem Rest der Umgebung, den Geschwistern, Freunden und der Umwelt, wird man zu etwas auf einer speziellen Ebene geformt, was die Identität ausmacht, die eigene Art zu glauben und zu sein. In derselben Familie kann das unterschiedlich sein für verschiedene Geschwister.
Ein Kind kann sich während seiner ganzen Teenagerzeit auf der indigofarbenen Ebene befinden. Dann ist es hypersensibel, nimmt Dinge wahr, die andere nicht wahrnehmen, sieht überall Sachen, die es vielleicht sogar erschrecken, hat viele Alpträume, ist intuitiv,

hat ein großes Bedürfnis, mit Tieren zusammen zu sein – manchmal sogar lieber als mit Freunden.
Ein Geschwisterkind kann auf der grünen Ebene geboren sein. Dieses Kind ist sehr stark, fast zu stark mit einem Elternteil verknüpft, muss die ganze Zeit Liebesbezeugungen hören, braucht viel Geborgenheit und Nähe, kann nicht allein in seinem Bett schlafen, traut sich nie allein zu bleiben, braucht viel Wärme.
Wenn ich von Ebenen spreche, meine ich die elf Ebenen, die für mich Grundlage meiner Arbeit sind. Es sind die Chakraebenen samt ein paar mehr darüber und darunter.
Wir sind alle gefärbt von dem einen oder dem anderen, und die Tiere und anderen Lebewesen, die wir während unseres Lebens treffen, befinden sich jeweils auf ihrer Ebene. Wenn wir uns sehr stark angezogen fühlen, befinden wir uns vermutlich auf derselben Ebene, mit den gleichen Werten, Einstellungen und Gedanken. Vielleicht sogar manchmal mit den gleichen Problemen.
Wenn man ein Pferd trifft, von dem man fühlt, dass es auf derselben Ebene ist, wie man selbst, kann das wie eine Verliebtheit sein, auf eine gewisse Art und Weise kann es so werden, weil man Eigenschaften von sich selbst wiedererkennt, die man gern mag.
Anziehung kann natürlich auch von Gegensätzen handeln, dann sind es zwei Ebenen, die sich anziehen. Beispielsweise wird die blaue Ebene, die für Kommunikation und verbales Vermögen steht, von der gelben Ebene angezogen, die für Wille und Ehrgeiz steht. Zusammen bilden sie ein starkes Paar, das um Längen gewinnt.
Wir können auch von seelischen Verbindungen aufgrund von früheren gemeinsamen Erinnerungen sprechen. Diese gründen sich auf dem Glauben an Reinkarnation, also daran, dass der physische Teil des Körpers stirbt, wenn wir sterben, aber dass der seelische Teil weiterlebt, um allmählich eine neue Schale, einen neuen physischen Zustand auf der Erde anzunehmen.
Wenn man frühere gemeinsame Erinnerungen hat, weil man frühere Leben gemeinsam gelebt hat, so erkennt man sich rein geistig

wieder, und auf allen gemeinsamen Ebenen wird man wieder zueinander hingezogen, um sich wieder zu begegnen. Darum ist es kein Zufall, dass man ein Pferd findet, das uns tief in die Augen sieht, in die Tiefe unserer Seele, und flüstert hallo … auf ein Neues.

Auf S. 149 steigen wir tiefer in das Thema Karma und Wiedergeburt ein.Das Thema mag einigen von Ihnen fremd sein, vielleicht sogar befremdend wirken. Für uns ist es eine plausible Erklärung für Alltagsphänomene, die Sie sicher auch kennen: Man trifft einen völlig fremden Menschen – oder ein Tier – und fasst in der ersten Sekunde Vertrauen, man fühlt sich sofort zuhause, eine Freundschaft ist (wieder?)geboren. Man hat das Gefühl, diesen Menschen, dieses Tier schon sehr lange zu kennen – obwohl gerade erst ein paar Stunden vergangen sein mögen, man ist einander so sonderbar vertraut und von großer (Wiedersehens?)Freude erfüllt.
Und dann gibt es da diese Begegnungen, die vielleicht von kurzer Dauer, vielleicht sogar schmerzlich sind, aber rückblickend Wichtiges in unserem Leben bewirken. Begegnungen, die Entscheidungen herbeiführen oder uns auf Wege lenken, die wir ohne dieses (zufällige?) Treffen niemals beschritten hätten, die uns reifen und wachsen helfen.
Und manchmal gibt es solche, die einfach nicht so klappen wollen, wie wir es uns vorstellen. Viel schwerer als sonst fällt es uns hier loszulassen, weil wir das Gefühl nicht loswerden, dass es damit etwas besonderes auf sich hat, dass es (diesmal?) doch endlich „richtig“ werden muss. Wir spüren, wir ahnen etwas Größeres dahinter: Vielleicht ist die Seele des Anderen bereit und wir hören sie rufen. Aber vielleicht ist sein Geist nicht bereit und vielleicht sind auch wir es noch nicht. Auch da gilt es, sich zu lösen und auf ein andermal zu vertrauen … auf ein neues. Ist die Idee nicht tröstlich, dass wir mehr als eine Chance haben könnten?

Die Energie für Veränderungen finden

Eine Katzenbesitzerin schrieb mir vor kurzem: *„Ich zweifle nicht daran, dass eine Kommunikation zwischen Mensch und Tier stattfindet, da mein Kater seit einigen Wochen krank ist und trotz unterschiedlichster Behandlungen (Medikamente, Kinesiologie, Bach-Blüten) nicht gesund wird. Bei den Dingen, die die Kinesiologin über meinen Kater herausgefunden hat, haben wir schon gemerkt, dass es eigentlich meine Probleme sind und nicht die des Katers ... Nun hat mir auch noch ein Aromatherapeut, dem ich „zufällig" begegnet bin, gesagt, ich solle in meinem Leben gucken, das nicht in Ordnung ist, da der Kater nur meine Probleme „widerspiegelt".*

Es ist schon richtig, dass bei mir seit längerer Zeit sowohl gefühlsmäßig als auch existenziell einiges ungeklärt ist. Inzwischen geht es mir aber wieder etwas besser und so langsam, Schritt für Schritt, klärt sich auch meine Situation. Allerdings braucht alles seine Zeit, zumindest was meine Gefühle angeht, und ist nicht von heute auf morgen geregelt und gelöst. Ich möchte aber verhindern, dass mein Kater ständig meine „unangenehmen" Stimmungen auffängt und es ihm schlecht damit geht. Gibt es vielleicht einen Weg, die negativen Dinge nicht (auch nicht unterbewusst) auf den Kater zu projizieren? Kann ich ihm das irgendwie „erklären", dass er nicht „mitleiden" muss, wenn es mir mal schlecht geht?"

So wie dieser Frau mit ihrer Katze, geht es vielen anderen Tierbesitzern mit ihren Pferden, Hunden, Vögeln. Wir haben schon einige Beispiele hier in diesem Buch gelesen.

Die Antwort auf die Frage, wie der Teufelskreis zu durchbrechen ist, ist schwer und leicht zugleich umzusetzen – das

Ganze steht und fällt mit unserer Vorstellungskraft. Carola erklärt ausführlicher, wie wir das Problem lösen können:
„Mental. Es liegt in deiner mentalen Stärke zu wollen, zu können, zu (er)schaffen. Das Wissen um deine mentale Kraft ist das wichtigste Werkzeug in deinem Streben nach einem einfacheren Sein.
In einer Beziehung steckt man sich immer gegenseitig an. Mehr oder weniger, zum Guten oder zum Schlechten. Ansteckung KANN große Risiken für dich als eigenständige Person beinhalten, aber als Angesteckter kannst du zurück anstecken, bis ihr euch in einem geschlossenen System befindet. Die körperliche, geistige, emotionale und geistliche Seite, alle werden infiziert, man findet keinen Ausweg, fängt an, den anderen zu beschuldigen.
Wir müssen die Balance wiederherstellen.
Das Bewusstsein macht das Problem klar und hebt es ins Licht, macht, dass ihr es wiedererkennt und damit etwas anfangen könnt. Wenn man es für sich annimmt, hat man erkannt, und dann, erst dann kann man anfangen, in die richtige Richtung zu beeinflussen.
Als Pferdebesitzer liegt die Verantwortung bei dir.
Du, und nur du kannst mit dem Fuß aufstampfen und sagen, jetzt ist es genug. Jetzt wollen wir eine Veränderung haben.
Alles, was euch nicht nützt, auf welcher Ebene auch immer, ist negativ. Das soll ins Positive umgekehrt werden.
Alles – von Krankheitszuständen über schlechte Tage, komisches Benehmen bis zu unerklärlichen, tragischen Ereignissen.
Alles, was geschieht, hat eine Bedeutung. So viel wissen wir. Was wir herausfinden müssen ist, welche Bedeutung es hat und warum etwas geschieht.
Manchmal ist es einfacher einen schlechten Tag zu haben, als das Problem in Angriff zu nehmen. Da überträgt sich das Ganze auf dein Pferd. Du gibst dem Pferd deinen schlechten Tag.
Doch das verschwindet nicht bis zum nächsten Tag. Auch wenn du dann einen guten Tag hast, ist die letzte Erinnerung deines Pfer-

des an dich dein schlechter Tag, und den hat es auch im Fokus, wenn ihr euch das nächste Mal trefft. Bei dieser Begegnung verlangst du etwas vom Pferd, das aber ja jetzt einen schlechten Tag hat. Dein Pferd beobachtet deinen Wechsel von schlecht auf gut und versucht, sich mental rasch umzustellen. Du findest nun, dass das nicht schnell genug geht, und gibst die Schuld dem Pferd – aha, du bist heute also sauer! Da hat dich das Pferd zurück angesteckt.

Wenn einem dies bewusst wird, gibt es einige Möglichkeiten, man kann die Augen davor verschließen und fortfahren, die Schuld aufs Pferd zu schieben, was nicht besonders konstruktiv ist. Man kann um Hilfe bitten – und das ist etwas, was wir alle wissen sollten, man sollte keine Angst haben, um Hilfe zu bitten! Ich merke oft, dass Menschen sich schwer tun, wenn es darum geht, um Hilfe zu bitten, aber ... es gibt ja Menschen, die etwas besser oder mehr können als wir, warum die nicht zeigen lassen, was sie können.

Doch schauen wir erst mal, was du selbst tun kannst. Es wird viel über das Mentale geredet, den Teil von uns, der alles steuert. So, wie wir es uns ausdenken, so wird es. Dicke Kinder haben sich immer anhören müssen ... wie fett du bist! Wütende Hunde auch ... so gefährlich ist er! Süße Kinder bekommen immer zu hören... was für ein süßes Kind!

Das, was man ständig zu hören bekommt, daran glaubt man.

Du bist so gut! Du bist so tüchtig! Wie schön du malen kannst!

Du kannst nichts! Du bist immer krank! Du hast so hässliche Kleider!

Wir glauben an das, was gesagt wird, wir nehmen es für uns an und unser Unterbewusstsein lädt sich maximal auf, um seinerseits unser Bewusstsein aufzuladen, und dann, klar, sicher ich bin all das ... hässlich, fett und dumm.

Die Umwelt erschafft uns, wenn wir nicht Stopp sagen! Ich glaube nicht daran! Ich will mein eigenes Bild von mir erschaffen. Ich bin ich und niemand kann das ändern!

Was das Pferd angeht, sind wir in der Pflicht, auch für das Pferd richtig zu denken. Wenn wir ihm nur ausreichend oft sagen „Wie fett du bist", dann wird das Pferd noch dicker. Darüber hinaus wird das Pferd es schwer haben, das loszuwerden, denn nachdem du mental so in deinen Bildern geschwelgt hast, dass es fett ist, ja – da soll es doch wohl genauso sein, oder?
Wie war das jetzt?
Wenn ich jetzt aber an mein Pferd als starkes, schönes Wesen denke, wenn es dieses Bild ist, mit dem ich mein Pferd jeden Tag auflade, dann wird es genauso. Darum können zwei verschiedene Ställe in Rekonvaleszenzzentren so unterschiedliche Ergebnisse bekommen. Der eine Stall fokussiert darauf, welche Krankheit das Pferd hat, und sieht bei allen Pferden nur, wie krank sie sind. Der andere Stall hat seinen Fokus darauf, wie gesund die Pferde sein werden, und formt in starken Bildern, wie gesund die Pferde aussehen, wenn sie gesund sind.
Negativer Einfluss und positiver Einfluss. Alles beginnt mit einem Gedanken. Dann kommt der Rest. Wir können lernen, uns selbst zu heilen und unsere Umgebung dazu, indem wir richtig denken, sicher ist es einen Versuch wert!"

Dem Stress im Alltag entgehen

Wenn es etwas gibt, das wir alle zusammen richtig gut können, dann ist es, uns zu stressen und stressen zu lassen. Ich würde tatsächlich soweit gehen zu sagen, dass wir alle zusammen, der ganze Haufen, professionelle Stressoren sind.
Ich bin es seit langer Zeit leid, was der Stress mit mir anstellt, er zersplittert mich nicht nur, er senkt auch meine Urteilskraft, macht mich reizbar, krank, ungenügend, und darüber hinaus leide ich an Erinnerungslücken, sobald ich mich stresse.
Warum setzen wir uns etwas aus, das so destruktiv ist, dass es sogar Medizin dagegen gibt? Ist es nicht das Krankhafteste vom Kranken, dass wir chemische Substanzen knabbern, um unseren Körper,

unsere Sinne zu betäuben? Hallo? Wo ist die Balance hin? Ich fahnde nach ihr!

Den Stress verweigern wagen

Ich verkünde hiermit ein Manifest, in das sich alle Chefs, Lebensstile, Kameraden und dergleichen mehr hübsch fügen müssen.
Ich weigere mich. Nein! Ich schüttele mit dem Kopf. Ich streike!
Vom heutigen Tage an werde ich niemand anderen meinen Puls bestimmen, kontrollieren oder steuern lassen. Von heute an soll niemand mehr meine innere Ruhe stören dürfen.
Meine innere Ruhe ist das Wertvollste was ich habe, sie macht mich stark und gesund! Von heute an mache ich meine Arbeit noch besser, ruhig und methodisch. Von heute an bin es ICH, ich ... ich!, der/die wertvoll ist. Von heute an werde ich lachen, wenn mich jemand bittet, mich zu beeilen! Von heute an nehme ich mir täglich fünf Minuten bei der Arbeit, schließe mich auf der Toilette ein, lösche das Licht, setze mich einfach nur hin und schließe die Augen. Von heute an bin ich die/der Stärkste in der Clique, der/die Ruhigste, mit den besten Ergebnissen in allem, weil ich meine Ruhe behalten kann. Vom heutigen Tage an habe ich mich gefunden, da ich eingesehen habe, dass ich mich brauche, so lange ich lebe. Von heute an bin ich soweit ... dass ich mich selbst liebe als einen ganzen und gesunden Menschen ... und wenn jemand an mir Freude als Angestellte(r), Mutter, Partner, Besitzer haben soll, ist die Voraussetzung dafür, dass ich ein leuchtendes, gesundes Wesen voll innerer Ruhe, Reife, Wissen und Licht bin.

Von heute an ... liebe ich mich.

Der Blick in den Spiegel: Wie viel bin ich mein Pferd?

Nehmen Sie sich mal bitte ein Blatt Papier und einen Stift und schreiben Sie drei Eigenschaften auf, die Sie an Ihrem Pferd ganz furchtbar finden – und darunter drei, die Sie sehr schätzen.

Fertig?

Betrachten Sie jetzt einmal in aller Ruhe die drei Begriffe, die Sie als negativ bewerten. Was ist es, was Sie daran so schlimm oder negativ oder unmöglich finden? Lassen Sie Ihre Gedanken darüber schweifen ... was steckt dahinter, was ist der Kern? WARUM darf jemand nicht mal halsstarrig sein, oder egoistisch? Oder futterneidisch?

Versuchen Sie, das Positive in diesen Begriffen zu sehen. Bedeutet es nicht auch, dass jemand, den Sie als scheinbar halsstarrig sehen, sich behaupten kann? Unbeirrbar ist? Seine Meinung zu vertreten wagt – also Rückgrat hat?

Jemand, der egoistisch ist, tritt der nicht auch für seine Bedürfnisse ein, liebt sich selbst, nimmt sich wichtig?

Der Futterneider lässt sich nicht die Butter vom Brot nehmen, er achtet auf sich, oder? Ja sicher – bis zu einem gewissen Grad, höre ich Sie einwenden. Doch es geht hier nicht um das Maß der Dinge, sondern um Ihre Sichtweise. Um die Perspektive, die Wahrnehmung an sich!

Wenn es Ihnen gelingt, das für einen kurzen Moment so zu sehen, fragen Sie mal weiter: Was ist denn daran eigentlich so schlimm? Was macht diese Eigenschaft im tiefsten Inneren mit Ihnen, dass Sie so damit hadern? Warum darf man das nicht? Warum darf man nicht mal für sich sorgen? Seine Bedürfnisse in den Vordergrund stellen? Seine Meinung vertreten? Spontan sein (unberechenbar)?

Erinnert Sie das an irgendetwas? Gibt es da ein Erlebnis? Eine konkrete Situation in Ihrem Alltag, in Ihrer Vergangenheit, die

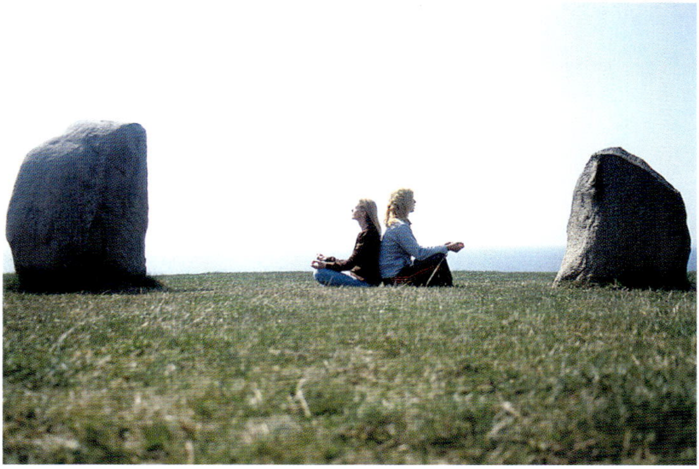

Meditation auf historischem Boden, die Seele aufladen mit starken Impulsen durch den Flügelschlag der Zeit. Kåseberga an der Küste Schonens ist eine gut besuchte Touristenattraktion, hier findet man ein schwedisches „Stonehenge“ und eine fantastische Küste.

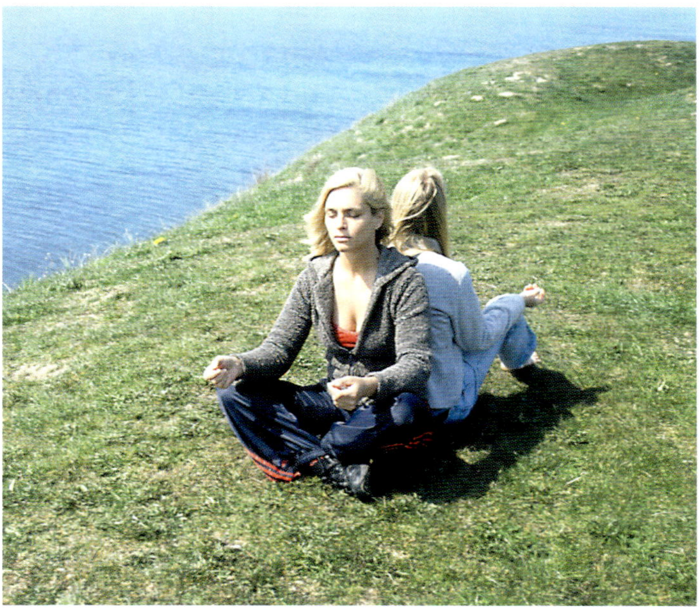

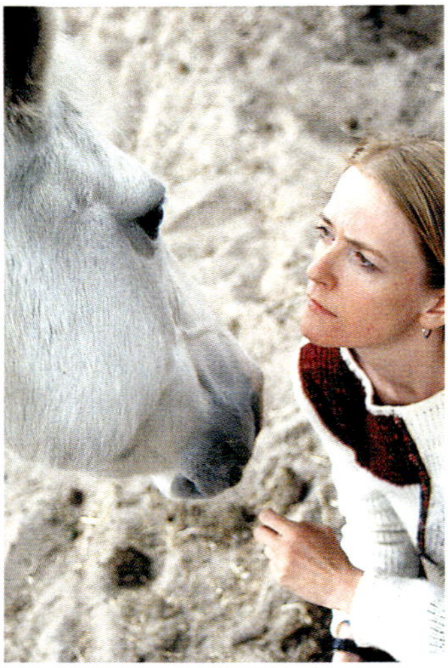

Sei mein mentaler Guide. Hilf mir, meine Lebensaufgabe zu finden und zu bewältigen.

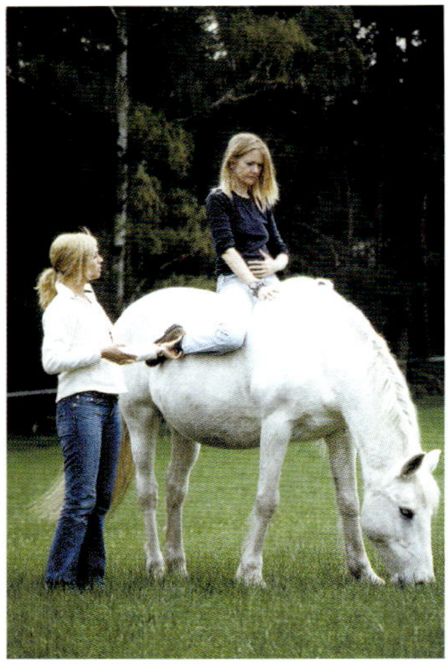

Atmung und Symmetrie, Koordination und Stabilität. Hier eine Übung für guten Sitz.

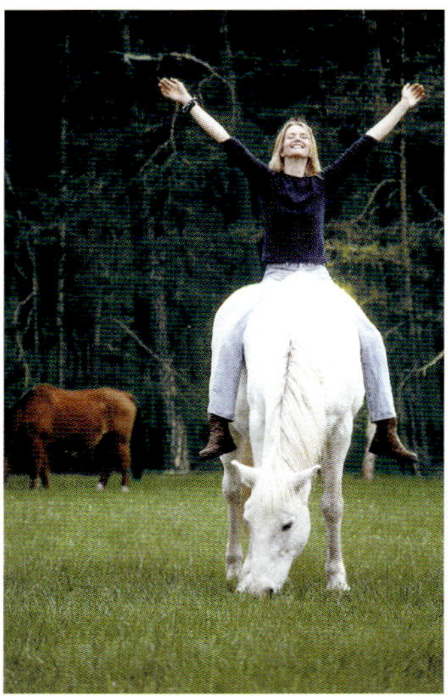

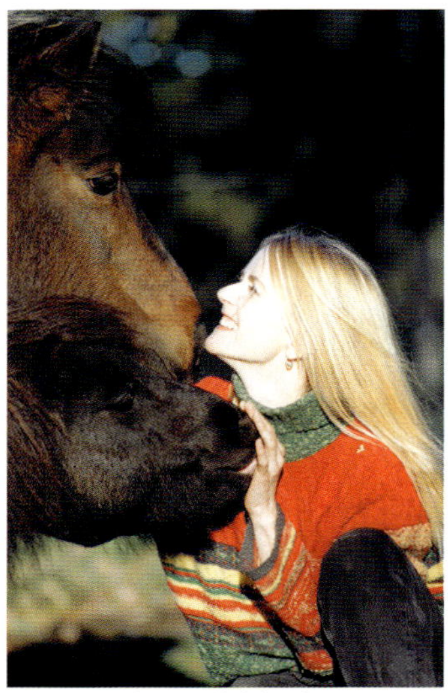

Freiheit zusammen mit dem Pferd. Gönn es dir zu fühlen! Zu erleben! Freude und Lachen! Begib dich auf unterschiedliche Ebenen. Mach dich ganz groß ... oder ganz klein.

bei Ihnen Stress auslöst? Die das verhindert, worum es im Grunde geht?
Wie könnte es Ihnen gelingen, damit zu leben? Sich damit auszusöhnen? Schauen Sie genau hin. Warum empfinden Sie diese Eigenschaft, dieses Verhalten als schlecht, als kritikwürdig?
Formulieren Sie das Ganze positiv und machen Sie einen Glaubenssatz daraus.
Zum Beispiel:
Mein Tier darf auf sich achten.
Es darf satt werden und gut für sich sorgen.
Es darf einen eigenen Willen haben.
Ich bin stolz darauf, dass mein Pferd Charakter hat.
Mein Pferd darf sich seine Streicheleinheiten nehmen.
Formulieren Sie positiv, vermeiden Sie Verneinungen und negative Begriffe in Ihrer Wortwahl. Streichen Sie alle „nicht"s und „kein"s und „nie"s.
Alles hat zwei Seiten – was ist die gute an dieser „negativen" Eigenschaft? Schreiben Sie die passenden Glaubenssätze neben die „Negativ"-Liste.
Es fällt Ihnen schwer? Kämpfen Sie mit unterschwelligen Widersprüchen wie: „Wo kommen wir denn da hin?" „Wenn das alle machen?" „Dann tanzt er mir ja bald auf der Nase herum"? „Das ist doch ein unmögliches Verhalten!" Tun Sie's trotzdem. Springen Sie über Ihren Schatten. Es ist doch nur ein Stück Papier ... oder nicht?
Gehen wir gemeinsam zurück zu den negativen Formulierungen und noch einen Schritt weiter: Nun fragen Sie sich bitte: Was ist denn die Folge eines solchen, für Sie negativen, Verhaltens? Was passiert denn, wenn jemand so ist? Und was ist dann?
Landen Sie so womöglich bei Ihren eigenen zugrunde liegenden Befürchtungen – dem eigentlichen Hintergrund Ihrer

Einstellung gegenüber diesen Eigenschaften? Dem Schlüssel, warum Ihr Tier sich so verhält und Ihnen damit den Spiegel hinhält?
Huch? Wie ich jetzt darauf komme?
Ganz einfach:
Malen Sie mal einen hübschen Rahmen um Ihre Liste und stellen Sie sich vor, dass dieses harmlose Blatt Papier ein verbaler Spiegel ist. Diese sechs Eigenschaften zeichnen nämlich Sie selbst aus.
Wie gut, dass Sie sie so positiv umformuliert haben!
Das glauben Sie nicht? Doooch... lassen Sie es einfach mal zu und schauen Sie genau hin. Hinterfragen Sie sich selbst. Ehrlich... Noch ehrlicher!
Ersetzen Sie das „mein Pferd“ durch „ich“ – sowohl bei der Positivliste als auch bei der Negativliste. Schreiben Sie die umformulierten Sätze einfach drunter. Neben „ich bin halsstarrig“ kann so „Ich stehe zu meiner Meinung“ kommen.
Wenn Sie Ihrem Tier – und sich selbst – das zugestehen, wäre ich nicht besonders überrascht, wenn sich daraufhin „urplötzlich“ das Verhalten Ihres Pferdes ändern würde.
Das, was Sie am meisten auf die Palme bringt, was Sie ganz furchtbar an Ihrem Tier (oder an anderen Menschen – oder an sich) finden, kann in Wirklichkeit eine Ihrer größten Stärken sein. Was Sie davon trennt, ist einzig, es anzunehmen und damit zu arbeiten. Sehen Sie diese Eigenschaften in einem anderen, positiven Licht.
Und lassen Sie sich überraschen, welche Wirkung das haben kann.
In einem meiner Anfängerkurse saß vor kurzem eine Frau, die zutiefst verzweifelt war, weil sie auf ihrer Liste ganz oben „mein Pferd lässt sich das Futter von den anderen wegnehmen, lässt sich wegschubsen und magert ab“ stehen hatte.
Wie sollte man das um Himmels willen positiv sehen können?

Das sei ja nun das krasse Gegenteil eines Futterneiders, dem man sicherlich positiv zugestehen könnte, dass er für sich zu sorgen weiß.
Hier geht es in Wirklichkeit also darum, sich seine eigenen Bedürfnisse einzugestehen und danach zu handeln.
Im Gespräch unter vier Augen gelang uns zu klären, wo in ihrem eigenen Leben diese – auffallend magere – Frau sich „die Butter vom Brot nehmen" ließ, wo sie selbst nicht für sich sorgte. Zuerst schüttelte sie den Kopf. Nicht im Büro – da ließe sie sich nichts mehr gefallen und setze sich durch, betonte sie. Aber in der Familie war sie immer nur für die anderen da – für die Tiere, den Haushalt, den Mann – und wer blieb auf der Strecke im Ungleichgewicht zwischen Geben und Nehmen und verlor zunehmend Energie? Hmmm ... Ich schlug vor, dass sie sich für den Anfang mindestens zweimal pro Woche eine Auszeit nehmen solle. Nur für sich, mit schönem Kerzenlicht und Musik ein heißes Aromabad genießen und die Tür abschließen. Währenddessen könne sie eine Gedankenreise mit ihrem Pferd machen, sich mit ihm gemeinsam in reinem Licht all der Farben aufladen, die ihr in den Sinn kommen und die sich für beide gut anfühlen – und sich dabei an eine positive Affirmation erinnern: „Ich sorge für mich und meine Bedürfnisse. Ich habe das Recht darauf, dass es mir gut geht, dass ich aus der Fülle schöpfe und satt werde – auch emotional. Ich nehme mir meinen Teil."
Wenn Sie mit Ihrem Glaubenssatz, Ihrer Einstellung zu einer Eigenschaft brechen, weil Sie sie hinterfragt und als Irrtum erkannt haben: Ändern Sie sie und stellen Sie fest, dass sich auch Ihr Spiegelbild ändert. Zwangsläufig, oder haben Sie schon mal in den Spiegel geblickt und etwas anderes erlebt?
In Gruppenarbeit kann man versteckte Denk- und Verhaltensmuster, zugrunde liegende Strukturen, Einstellungen und ähnliche Probleme mehr durch systemische Aufstellungen

beleuchten. Vielleicht ist Ihnen diese Arbeit durch Familienaufstellungen nach Bert Hellinger, dem deutschen Psycho- und Familientherapeuten, bekannt. Sie wird erfolgreich zur Lösung von Verstrickungen nicht nur für Familien und Betriebe, sondern für alle möglichen Strukturen und Beziehungsgeflechte eingesetzt. Selbstverständlich sind auch unsere Tiere Teil unseres Systems, unserer Lebenswelt. So manchem wurde ein Muster, eine Verhaltensstruktur in ihren Wechselwirkungen und Beziehungsfolgen erst sonnenklar, als er sie im „Rollenspiel“ der Aufstellung leibhaftig vorgelebt sah.

Drei-Tage-Powerprogramm: Den Fokus aufs Positive lenken

Wir haben die Angewohnheit, unseren Fokus immer auf das zu richten, was wir nicht können, worin wir nicht gut sind, und lang und breit über all das zu reden, was wir so schlecht können, zu Stande bringen, schaffen, hinkriegen.

Dies hier ist ein Drei-Tages-Geschenk für dich. Ein Geschenk in goldenem Papier, das du bekommst, einfach nur, weil du du bist, denn du bist wertvoll. Das Beste daran ist, dass es so lange hält, wie du willst, ja sogar darüber hinaus. Sich selbst zu mögen, ist nicht immer leicht. Das beinhaltet ja, dass man alles an sich mögen soll, von Anfang bis Ende. Nun ist es ja nicht immer so leicht, das zu tun. Wie viele von uns sind eigentlich mit allem zufrieden?

Such dir eine Sache an dir, die gut ist. Deine Augen? Dein Haar? Deine Art zu lachen? Mit Kindern umzugehen? Dein Sparsamkeitssinn? Wähle nur eine einzige Sache aus, über die du zufrieden und stolz bist.

Sagen wir mal, du hast deine Hände gewählt. Was für ein fantastisches Werkzeug. Und wie schön sie sein können. Ganz zu schweigen von den Händen älterer Menschen. Was für Geschichten sie zu erzählen haben, jede winzige Linie ein Bericht, der Beweis für ein Erleben. Kann man eigentlich Hände nicht mögen?

Die Nägel kann man lackieren, so dass jeder einzelne ein kleines Kunstwerk wird, Finger sind Mitarbeiter an jeder kleinsten Kleinigkeit, die du zustande bringst, ganz egal, welchen Beruf du hast.

Du hast zwei Wahlmöglichkeiten:

- *Positiv zu denken. Positive Energie zu erschaffen. Denken schafft Tatsachen. Wenn man etwas erschafft, klingt es weiter, wie ein brennendes Feuer verbreitet sich die Botschaft der Positivität, es steckt an, schnell, klar und hell. Bis zum nächsten Gedanken, dem nächsten Impuls, der nächsten Handlung.*
- *Negativ zu denken. Negative Energie zu erschaffen. Denken schafft Tatsachen. Wenn man etwas erschafft, klingt es weiter, wie ein brennendes Feuer verbreitet sich die Botschaft der Negativität, es steckt an, schnell, dunkel und finster. Bis zum nächsten Gedanken, dem nächsten Impuls, der nächsten Handlung.*

Was wählst du?
Positiv denken bringt Positives hervor. Positive Handlungen schaffen für uns eine frohe, harmonische und nette Umgebung. Du lenkst die Kraft der Gedanken. Aktiviere selbstheilende Energien, indem du dich selbst magst. Um sich selbst mögen zu können, muss man mit einer Sache rechtzeitig anfangen. Sich selbst lieben und gesund werden in nur drei Tagen – geht das?
Wer bestimmt, ob das geht oder nicht? Du.
Realistisch betrachtet kann man sein Leben nicht komplett verändern in drei Tagen, aber es muss nicht länger dauern, eine Kehrtwendung einzuleiten. Eine gesunde, sichere und positive Tür wird geöffnet, halt sie offen.

Erster Tag: Habe keine Erwartungen. Stecke keine Ziele. Sei du selbst. Reibe dir die Stirn und reinige dich von mentalem Müll, indem du schreist, weinst, in dein Tagebuch schreibst, überfällige

Mails angehst, Abfall wegwirfst, verbrennst (unter geordneten Umständen natürlich). Führe die Telefonate, die geführt werden müssen. Habe einen richtig „schlimmen“ Tag. Denke an drei Sachen: Atme den ganzen Tag ruhig und tief. Trinke mindestens 200 ml. Wasser pro Stunde, so lange du wach bist. Iss das, worauf du Lust hast.

Zweiter Tag: Wähle eine Sache, einen Teil, eine Neigung oder Begabung von dir aus, mit der du zufrieden bist. Mindestens eine, gern mehrere. Lauf einen ganzen Tag lang damit herum und sei zufrieden, freue dich über diese Dinge. Sei stolz darauf, schreibe darüber gern in dein Tagebuch oder erzähle anderen wie gut, fein oder tüchtig du bist, denke viele helle Gedanken über diese Dinge, lache, singe, freue dich über diese besonderen Gaben, seien es ein paar oder ein paar mehr – diese Gaben, die nur dich so besonders und tüchtig und gut machen.

Dritter Tag: Tausche eine alte Sache in deinem Heim gegen eine neue aus. Egal was. Gern etwas, von dem du eigentlich weißt, dass du es nicht brauchst, aber nicht weißt, wo du damit hin sollst. Es kommt nicht darauf an, dass du etwas Neues kaufst, nimm etwas aus der Natur! Einen Stein, ein hübsches Blatt. Oder wenn du willst, kaufe dir einen Kristall, der dich anspricht.
Die Sache, die du austauschst, soll aus deinem Heim verschwinden. Stell sie nicht in irgendeinem Schuppen oder Dachboden unter und lege sie auch nicht unters Bett. Sie soll ganz raus aus deinem Leben. Schieb das nicht auf für irgendwann, sondern tue es heute.

Jetzt sind drei Tage vergangen. Fühlst du, dass eine positive Kraft an dir rüttelt? Fühlst du, dass etwas dabei ist, sich zu verändern? Kam heute vielleicht ein netter, lang erwarteter Brief oder ein Anruf? Hat dir heute jemand mit einem Kompliment geschmeichelt?

Und wieder hast du zwei Wahlmöglichkeiten:
1: Wiederhole diese drei Tage von vorn, fülle den zweiten Tag mit noch mehr Eigenschaften, Sachen, Dingen, Gaben, mit denen du zufrieden bist. Geh wirklich los und erlaube dir, an diesem Tag richtig zu genießen, dass besonders dein Haar heute so schön ist!

2: Beschränke dich auf den kleinen frischen Wind, der hereinkam, und versuche, die drei Tage zu wiederholen, sobald du merkst, dass du es brauchst.

Wie du feststellen wirst, ist das Leben schöner mit positiven Ereignissen. Jeden Tag geschehen Wunder, aber man sieht sie nicht immer. Manchmal ist man richtig blind durch all das, was man schlecht oder schlimm findet.

Ich wiederhole:
Positiv denken, positive Energie erschaffen. Denken schafft Tatsachen. Wenn man etwas erschafft, klingt es weiter, wie ein brennendes Feuer verbreitet sich die Botschaft der Positivität, es steckt an, schnell, klar und hell. Bis zum nächsten Gedanken, bis zum nächsten Impuls, bis zur nächsten Handlung.

Die stärkste Art, sich selbst zu heilen, ist, sich selbst zu lieben. Also, wenn es mit einer hübschen großen Zehe anfängt, einer fantastischen künstlerischen Ader, einer guten Eigenschaft – vielleicht bist du eine gute Köchin oder ein guter Koch – dann sieh zu, dass du auch gut im Tischdecken wirst, vielleicht sogar im Rezepteschreiben! Vielleicht sogar so tüchtig, dass du einen Studienkreis einrichtest! Verstehst du, welche Schlagkraft positive Gedanken über sich selbst haben können? Unglaubliche Kräfte werden in Gang gesetzt, du brauchst es nur auszuprobieren, du wirst verwundert sein, wenn nicht sogar abhängig werden von den positiven Kicks. Ganz plötzlich hast du deine Wehwehchen vergessen.

Unser Ziel als Individuum ist uns selbst und das, was wir tun, zu lieben. Wenn wir das tun, nährt es die Liebe für unsere Nächsten und Liebsten, und das wiederum setzt sich ebenfalls fort.
In dem Bereich arbeiten zu dürfen, worin wir gut sind und womit uns zu beschäftigen wir lieben, heilt uns schneller als alle Medizin der Welt. Diese selbstheilende Kraft in uns zeigt ihre Macht, leuchtet aus uns heraus, wenn wir den richtigen Beruf für uns finden. Der Beruf wird unsere Passion, etwas, das wir zu tun lieben und wovon wir nicht krank werden. Sobald es uns irgendwie schlecht geht ist eine Unbalance entstanden.
Womit willst du arbeiten?
Was liebst du zu tun?
Arbeite damit!
Sieh zu, das in den zweiten Tag einzubauen, vielleicht nicht morgen, aber vielleicht nächstes Jahr?
Wenn du jetzt nicht darauf setzt, wenn du es jetzt nicht wagst, wann dann? Öffne die Tür, lass Licht herein!

Energetisches Heilen

Energiehealing. Das ist eine einfache Healingform, bei der du umgehend mit Energien, mit Licht und Farben spielen kannst.

Erde dich. Stell dir vor, dass du eine Pflanze bist. Ein stattliches Gewächs, dessen Wurzeln sich fest in der Erde verankern. Dein Laub streckt sich kräftig nach der Sonne und ihrem Licht.
Alles ist Energie. Welche Energie brauchst du heute? Die Energie, die du vermisst, muss nicht notwendigerweise die sein, die du brauchst – ein recht häufiges Missverständnis.
Bist du müde? Welche Energie brauchst du dann? Wache Energie? Reines Licht, das dich erhellt und stark macht? Sonnenenergie, die dir Vitalität gibt? Ich würde mich fragen, was mich müde macht,

und wenn es so wäre, weil meine tägliche Routine ein bisschen schief ist, würde ich mir Energie wünschen, die mir hilft, meinen Tag für mich richtig zu steuern. Das würde mir helfen, meinen Alltag zu organisieren, so dass ich nicht so müde würde.
Steckst du in einem Teufelskreis? Willst du den Schlüssel finden, der dir die Ausgangstür öffnet? Es reicht nicht, sich den Schlüssel zu wünschen, es genügt nicht einmal, die Tür zu finden und aufzusperren, du musst um Energie bitten, die dir hilft, gar nicht in diesen Teufelskreisen zu landen.
Wird dein Pferd ständig aus unerklärlichen Gründen krank? Dann geht es prima, sich heilende Energie bei Verletzungen, beruhigende Energie für das Gemüt, ja sogar überwachende Energie für Situationen zu wünschen.
Es wäre jedoch wohl besser, den Ereignissen auf den Grund zu kommen und die Energie hineinzugeben, die dabei helfen kann, die Geschehnisse in die richtige Richtung zu steuern.
Es ist ja überhaupt nicht sicher, dass das Pferd sich aufgrund seines Gemüts verletzt. Vermutlich hat es diese Stimmungslage, weil es sich verletzt hat.
Versuche immer, den Kern der Ursache zu treffen – Symptome zu behandeln, hilft für den Augenblick, aber nie auf Dauer.
Beginne jeden Morgen damit, dass du dich erdest. Nimm dir eine Minute, um Energie an alle Ursachen, an Situationen in deinem Leben zu schicken. Im Leben deiner Familie! Im Leben deiner Tiere! Den Hintergrund deiner Arbeit.
Auch die Ursachen können wiederum Symptome und Ursachen haben. Bitte um Energie für den Kern des Ganzen. Wenn du unsicher bist, welche Art Energie du vermitteln willst, dann bitte einfach um Licht.
Ich mache es so:
Ich erde mich, sehe mich als großen, stattlichen Baum mit der Krone ganz oben im Himmel. Die Wurzeln wachsen tief in die Erde hinein und da, ganz unten, habe ich eine Abfallzentrale. Alles

Positive in meinem Leben halte ich in meinen schönen Zweigen, alles Negative lasse ich in die Wurzeln hinabrinnen bis zur Abfallzentrale. Mutter Erde dankt, nimmt es entgegen und wandelt es in fruchtbaren Humus um, in dem neue Pflanzen wachsen und gedeihen können.
Ich nehme die für mich wichtigsten Situationen, eine nach der anderen, und gebe Energie an die Ursachen weiter. Zum Beispiel an die Stimmungsschwankungen meiner Tochter im Teenageralter. Die Ursache dafür sind ihre Entwicklung und die Hormone. An sie schicke ich Stärke, viel ruhige, grüne Farbe, denn sie soll als starkes Wesen mit Selbstvertrauen aufwachsen, rosa Farbe in Form von Mutterliebe, denn sie soll sich bei mir geborgen fühlen, Nährstoffe, Mineralien, Vitamine, die ihr Wohlergehen stabilisieren, Freude, Ausdauer, Licht. Massenhaft Licht.
Licht schöpfst du aus der nie endenden Lichtdimension, aus der wir alle Energie erhalten können, um sie entweder weiterzugeben oder zu behalten. Wir haben den Kanal dazu entlang der Wirbelsäule. Da lassen wir die Energie fließen, aus dem Licht hinunter durch das Kronenchakra, in den Kanal, aus dem Körper, weiter und weiter.
Ich schließe mit Dank und gebe mir selbst die Energie, die ich an diesem Tag benötige. Immer Energie für die Ursache meines Zustandes, meiner Situation, meines Seins.
Sobald ich merke, dass ich das kleinste bisschen schwanke in irgendeiner Situation, spüre ich nach, dass meine Wurzeln noch da sind, dass meine hübsche Krone ergrünt, und ich bin voll mit der für mich besten Energie.

Meditation: Den eigenen Energie-Guide treffen

Setz dich oder leg dich bequem hin. Stelle für eine Weile Ruhe her, indem du Fenster und Türen schließt. Mach das Handy aus und zieh den Telefonstecker. Am schönsten ist es natürlich, wenn du in der Natur meditieren kannst, an der Weide oder allein am Stall, da wird man nicht gestört. Tiere und

Natur respektieren und empfangen meditierende Wesen herzlich.
Mach dir von Anfang an klar, um welche Energie du heute bitten willst. Erinnere dich, dass es so viele Energieformen wie Worte gibt. Du kannst um genau das bitten, um genau die Art von Energie, die du am meisten brauchst.

„Heute wähle ich entspannende Energie. Ich fühle mich ein wenig verspannt zwischen den Schulterblättern und hoch in den Nacken, das will ich loslassen. Außerdem war es gestern ganz schön stressig auf der Arbeit. Ich brauche eine ordentliche Menge entspannender Energie.
Ich habe einen Freund, der mir bei der Wahl der Energien hilft und sie mir vermittelt. Gewiss kann ich um die verschiedenen Energien direkt aus dem Licht bitten, aber manchmal ist es schön, von jemandem betreut zu werden, der ein richtiger Profi ist. Dann entscheide ich mich, meinen Energie-Guide zu bitten.
Meinem Energie-Guide bin ich in einer Meditation vor einigen Jahren zum ersten Mal begegnet, ich saß da und kommunizierte mit verschiedenen Guides, und plötzlich saß er einfach da, genau vor mir, alt, klug und ruhig. Ich bin dein Energieguide, stellte er sich vor. Ich stehe dir zu Diensten, wann immer du mich brauchst.

Zuerst schließe ich die Augen.
Ich lasse eine regenbogenfarbige Spirale sacht durch die Mittellinie meines Körpers wachsen, nach unten und oben. Sie öffnet den Kanal und sendet das Signal an meinen Energieguide, dass ich Kontakt haben möchte.
Die Regenbogenspirale sprießt in allen hübschen Farben, die es gibt, ruhig und methodisch arbeitet sie sich nach oben und durch das Kronenchakra, hinauf Richtung Licht.
Mein Energieguide sitzt dort, wartet auf unserem üblichen Platz, eine helle, schöne Decke aus Seidenstoffen in allen Farben um sich

herumdrapiert. Willkommen sagt er... Welche Energie wünscht du heute?
Heute, sage ich... brauche ich eine entspannende Energie, so viel Energie, wie du mir nur geben kannst, so viel, wie in mir Platz findet, so viel wie es eben geht.
Ich fühle, wie es oben auf meinem Scheitel anfängt, wie elektrisch zu brizzeln. Bald wird mein ganzes Ich sachte, ganz sachte mit einer entspannenden Energie angefüllt. Ich fühle, wie sie sich verteilt, ganz sachte, in Impulsen.
Mein ganzes Ich wird warm durch alle Blockaden, die losgelassen werden, alles Negative lässt locker und drängt durch all meine Poren nach draußen, die neue gesunde Energie nimmt Platz und füllt ihn aus, fühlt sich ein wenig kalt an, ein wenig kühl, aber nimmt bald die richtige Temperatur an, wird ein Teil von mir.
Ich fühle, wie mein ganzes Ich mit Ruhe und Entspannung angefüllt wird, Körperteil für Körperteil, weiter und weiter nach außen, nach innen, tiefer, höher, mehr.
Als ich fühle, dass Schulter und Nacken sich entspannen, als ich den willkommnen Frieden in mir fühle, der sich einstellt, wenn es abgeschlossen ist, danke ich meinem Energieguide für die Hilfe, lasse meine Regenbogenspirale sich den ganzen Weg bis in die Erde zurückdrehen, zähle langsam bis zwanzig und bei jeder Zahl nehme ich einen tiefen Atemzug.
Bei zwanzig öffne ich meine Augen. Es ist immer so verlockend, noch ein wenig liegen zu bleiben und das Gefühl zu genießen. Die Kunst ist, dieses wunderbare Gefühl den ganzen Tag mit sich zu tragen, ohne es ganz zu verlieren.

Wenn du dich bereit fühlst, deinem Energie-Guide zu begegnen, kannst du darum bitten, egal in welcher Meditation. Stell sicher, dass du um ein Lichtwesen bittest. Einen Guide aus der Lichtebene, der mit verschiedensten Energien dieser Art arbeitet.
Bitte demütig um die Hilfe des Guides und du bekommst Hilfe,

wann immer du willst. Sei nicht bekümmert, wenn du deinen Guide nicht so gut sehen kannst, und auch nicht, wenn du keinen Namen bekommst. Viele, fast alle Guides arbeiten ohne physische Gestalt.
Nur für uns ziehen sie sich eine körperliche Tracht an. Eigentlich können sie sich ebenso gut hörbar machen. Wie ein Ton. Oder riechbar – als Duft.
Übe immer wieder mit verschiedenen Energien, spiele und probiere aus, es gibt keine Grenzen, solange du dich innerhalb des Rahmens aus Licht bewegst. Und Licht... gibt es überall."

Jerry und Nadine

„Hier noch eine Geschichte, diesmal geht es um Jerry und Nadine, um das Finden des richtigen Pferdes, das zu einem passt, von der Spiegelung des Menschen im Pferd und umgekehrt.
Jerry passte ja schon aufgrund seiner Stauballergie hervorragend zu mir. Das war das offensichtlichste, was mir bewusst macht, der passt zu mir. Es war aber noch etwas anderes. Nämlich sein Charakter. Viele sagen, wenn sie ihn das erste Mal sehen, „Och, ist der süß". Klar, das ist er auch, aber es war nicht das Äußerliche allein, was ihn so anziehend für mich machte. Er hat seinen eigenen Kopf, seine Vorstellungen und Erwartungen. Als ich, blutige Reitanfängerin wie ich war, die ersten Ausritte mit ihm machte, war er lammfromm, ‚Mal gucken, wie sie sich macht'. Dann wollte ich auch alleine ausreiten, auf dem Platz Übungen machen, auf Strecken galoppieren, auf denen sonst nicht galoppiert wird, mal die Runde andersherum reiten. Da wurde er komisch. ‚Nö, da mache ich nicht mit. Versuche mich zu überzeugen, dass Du das ernst meinst. Und dass Du das kannst!' Schon vor dem Kauf haben wir einige nette „Spielchen" gemacht, und einige haben echt den Kopf geschüttelt, dass ich ihn trotzdem haben wollte. Ich wollte an ihm lernen. Mit ihm lernen. Wenn man ihm klar sagt, was man erwartet, was man vorhat, und auch davon überzeugt ist, dass das richtig ist, macht er

mit. Wenn man auch mal sauer Fehlverhalten registriert und ahndet, dann merkt er ‚Oha, die passt auf'. Dann hört er zu. Anfangs waren es Kleinigkeiten, bei denen man denkt, „ach, das hat das Schlitzohr aber wieder süß umgangen". Das macht er das nächste Mal noch einmal, und dann immer wieder. Dann sauer zu werden, ist falsch. Klar gibt es manchmal noch Zeiten, in denen wir Spielchen spielen, aber da wissen wir beide, was ernst ist oder nicht. Klare Grenzen setzen, wissen wo es lang geht, Ziele setzen, das fiel mir (fällt mir manchmal immer noch) schwer. Das lernte ich mit Jerry. Er hat mir sehr viel dabei geholfen. Ich hätte ihn nicht gewollt, wenn ich nicht bereit gewesen wäre, das zu lernen und mich auf diesen Weg mit ihm einzulassen.

Nachdem ich einige Stallgenossen später doch alleine mit Jerry dastand, musste ich mich entscheiden, ob ich nicht doch ein zweites Pferd selber dazustellen wollte. Konnte ich mir das leisten? Auf dem Weg zum Stall gab es ein Dorf, wo jemand Haflinger zu züchten schien. Man sah immer viele draußen stehen, aber auch Großpferde. Ich entschied mich eines Tages, einfach mal hinzufahren und zu schauen, was es für mich und Jerry dort gäbe. Ich weiß nicht woher dieses Gefühl kam. Keiner hatte mich auf den Gedanken gebracht, ich hatte nirgends eine Anzeige von dem Hof gelesen. Ich fragte zuerst nach Einstellmöglichkeiten für Jerry. So könnte er wenigstens unter Seinesgleichen leben. Die Miete war mir aber doch zu hoch, und die Aussicht, ihn wieder in eine Box zu stecken, missfiel mir. Also fragte ich, ob sie vielleicht ein älteres Pferd als Beistellpferd verkaufen würden? Sie hatten Nadine! Man stellte sie mir vor, was diese noch mit Gleichgültigkeit quittierte. Nadine sollte aus der Zucht genommen werden, mit ihren achtzehn Jahren hatte sie genug „geleistet". Nach einiger Zeit, in der sich die Familie einig wurde, ob sie das machen wollten (Nadine ist auf dem Hof geboren worden), und nach einer Besichtigung meines Stalles, konnte ich sie kaufen. Nadine ist die zweite Seite in mir. Anhänglich, geduldig, direkt und verantwortungsbewusst. Alles Eigenschaften, die ich gerne hätte. Die ich vielleicht auch habe, aber die im Zusammensein mit anderen Menschen nicht offen zu Tage treten. Jerry legt die Ohren an, wenn man ihm zu nahe kommt. Lässt sich nicht einfach so anfassen. Ich halte auch lieber Distanz, bin misstrauisch. Nadine steht und strahlt Ruhe und Zweisamkeit aus, wenn wir „Fellpflege" betreiben. Mit ihr lerne ich, Gefühle zu zeigen, Nähe zuzulassen. Mit ihr kann ich das. Sie zeigt mir sehr direkt, wenn ich in meinen Gedanken nicht bei der Sache bin. Wenn ich beim Putzen noch an die Arbeit denke, oder schon an das Trainingsprogramm für die nächsten Wochen, was ich nicht alles mit ihr vorhabe etc. Dann wird sie zappelig und scharrt mit den Hufen. Sie ist immer ganz direkt in meinem Kopf. So eine Beziehung habe ich noch nie erlebt. Diese beiden Pferde spiegeln meine Seele wider. Die offene und die versteckte. Ich bin so dankbar für diese Erfahrungen, das ist echt irre."

Christel-Maria Burzeya, Sittensen

Der spirituelle Aspekt in der Telepathie

Spiritualität, Esoterik, Medialität – es gibt wenig, das schlimmer ist, als Menschen, die sich zu den so genannten Geheimwissenschaften hingezogen fühlen und wie traumtanzende Hans-Guck-in-die-Lufte zu schweben beginnen. Mit beiden Beinen auf dem Boden (der Tatsachen) stehen – dieser Ausdruck symbolisiert sehr treffend wie wir fühlen und was wir für eine Einstellung haben. Diese Beschreibung ist gar nicht so dumm, wenn wir erklären wollen, wie wir sind, welche Meinung wir zu „Hokuspokus" und Spinnereien haben und all den anderen Dingen „zwischen Himmel und Erde" um uns herum.

Wenn jemand von sich behauptet, dass er mit beiden Beinen auf der Erde steht, dann weiß man, dass die betreffende Person das auf jeden Fall glaubt. Dass diese Person auf jeden Fall eine Ahnung davon hat, dass eine feste Verankerung von Bedeutung ist, dass es wichtig ist, nicht die Bodenhaftung zu verlieren.

Was ist es also, das wir als erdverbunden, geerdet, die Füße in der Erde haben (wie die Schweden sagen), fest verankert sein – und was es noch für Übersetzungen und Wortspiele gibt – bezeichnen? Carola versucht, es mit der folgenden Beschreibung einfach zu erklären:

„Ich bekomme viel mit, aber ich hebe nicht ab. Ich habe ein paar Fähigkeiten, weniger als manche, mehr als andere, ganz für mich. Ich habe ein Bewusstsein, das mir das Wissen und die Möglichkeit gibt, entweder ohne feste Verankerung im Universum herumzuspinnen, oder, so wie ich es tue, eine feste Verankerung zu haben und nur herumzuspinnen, wenn ich fühle, dass es mir etwas Nützliches bringen kann, mir Wissen verschafft."

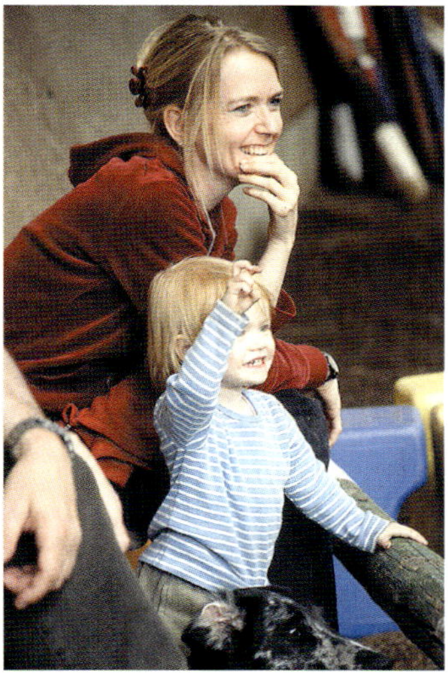 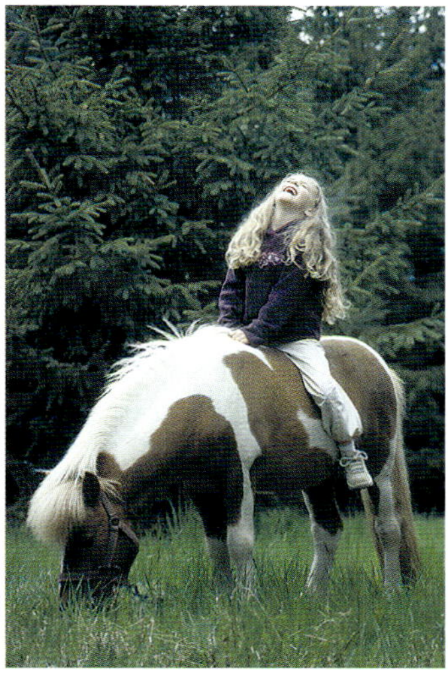

Kinder lieben den Umgang mit Tieren. Das ist ein guter Start ins Leben. Richtiger Kontakt von Anfang an, was für ein Glück. Dabei sein, miterleben: Carlotta Müller voller Aufmerksamkeit im Seminargeschehen – Moa Lind auf Pony Lilleman.

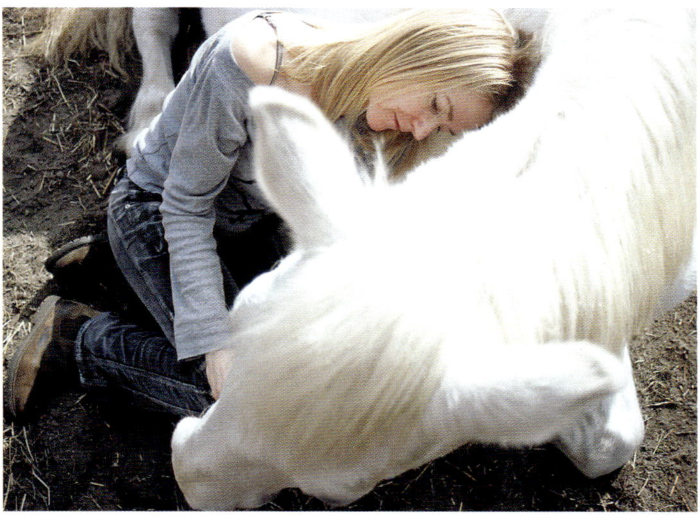

Mit Tieren meditieren: Ein unglaubliches Erlebnis voll Nähe und Intensivität

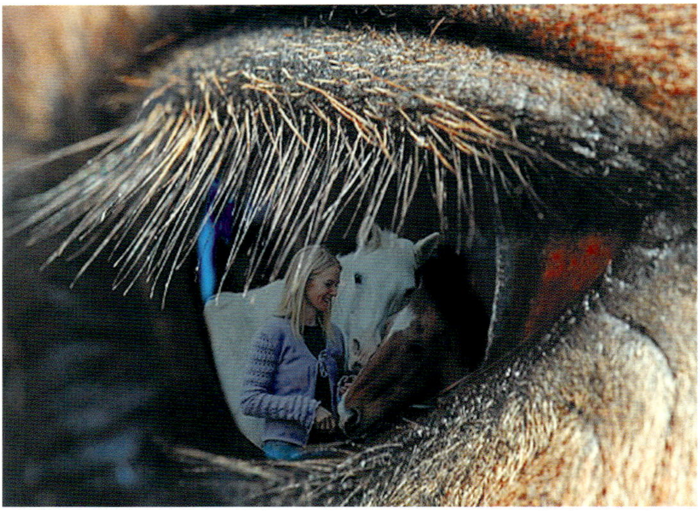

Das Auge ist der Spiegel der Seele, sagt man. Mein Pferd spiegelt mich, spiegelt mein Pferd, spiegelt sich. Wir spiegeln uns – einander, ineinander, füreinander, umeinander – wer spiegelt wen und wie am meisten?

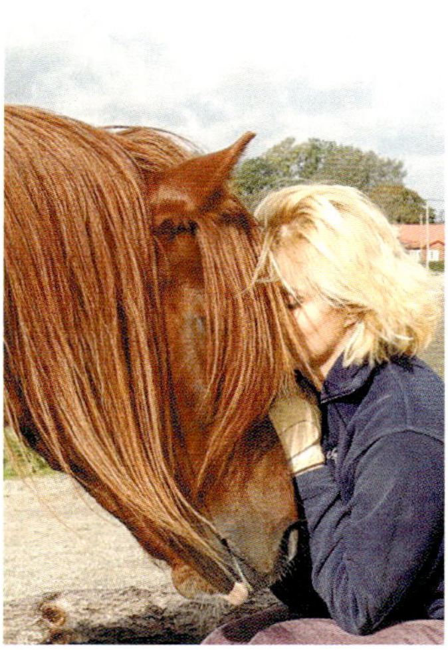

Nökle hilft Carola, Wissen zu finden. Er nennt sich Yggdrasil, der Baum des Lebens.

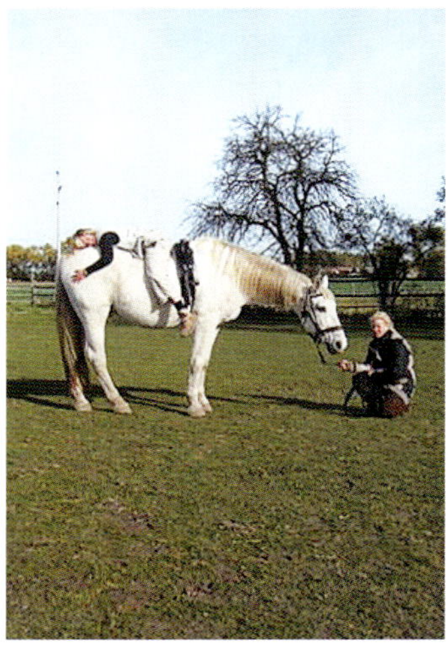

Annekes Reise mit dem Therapiepferd Tasso wurde zu einem unvergesslichen Erlebnis.

Wie bekommt man seine feste Verankerung?

Durch Wissen, durch die Fähigkeit, die verschiedenen Ebenen trennen zu können, mit denen wir bereits die Möglichkeit zu arbeiten haben.
Sicherheit ist die Nummer eins: Wie und wo fühlst du die größte Geborgenheit? Bei deinen Kindern? Bei deinen Lieben? Bei deinen Tieren? Mit deinem Pendel? Fühlst du dich überhaupt irgendwo geborgen und sicher?
Sich selbst hinterfragen – refelektieren: Ohne einen Punkt der Sicherheit und Geborgenheit hast du keine geerdete Verankerung. Liebe ist Leben, Liebe ist ein Flug sagen wir, Liebe kann uns in ungeahnte Höhen katapultieren, aber Liebe ist auch das, was uns fest verankert sein lässt, was uns Geborgenheit und Sicherheit gibt. Liebe zu uns selbst, für uns selbst – unabhängig von anderen, unabhängig vom Außen.
Glaube. Etwas zu haben, woran man glaubt, kann sowohl Liebe als auch Sicherheit geben. Man kann im Prinzip an was auch immer glauben, an etwas oder jemanden, ich glaube an mich. Das gibt mir die meiste Kraft, das zu verwirklichen, was ich erreichen will. Mein Glaube an mich ist so stark, dass er mich dahin geführt hat, wo ich heute bin. Wo wäre ich sonst gelandet?
Ohne meinen starken Glauben, meine Sicherheit in meinem Glauben an mich, meine Liebe für mich und das, was ich tue, die Geborgenheit, die ich aus diesem Zusammenspiel erfahre, das genau ist meine Verankerung, die mich geerdet sein lässt, fest und tief im Boden von Skåne. Das ist die Verankerung, die mir die Möglichkeit gibt, hoch zu fliegen, weit, tief, die mir den Mut gibt und die Kraft, an meine Grenzen zu gehen, sie zu testen. Denn ich weiß, ich finde immer zurück, zu mir zurück.
Das macht mich stark in meinem Suchen, meinem Wissen und Können, wie eine nie endende Energie, die ich weitergeben, die ich teilen kann.

Medialität

Was ist Medialität, was bedeutet medial sein? Und vor allem anderen, was ist der Unterschied zwischen Medialität und Telepathie? Und Empathie?
Telepathie ist unsere Intuition, ist das, was wir an uns fühlen, was wir mit unserem inneren Auge sehen können – telepathischen Kontakt können wir mit lebenden Individuen um uns herum haben. Telepathie ist ein Kontakt ohne die bekannten Sinnesorgane, eine Brücke, eine Verbindung zwischen unseren Stirnchakren. Das Stirnchakra ist das Chakra, das während telepathischer Arbeit aktiviert ist.
Empathie – etwas, das man fühlt, das man für jemand anderen fühlt, mit jemand anderem fühlt. Empathisch sein bedeutet, mit jemandem fühlen. Sich mitfreuen können, mitleiden können, die Gefühle und Stimmungen eines anderen Wesens ablesen können, diese Stimmungen an sich selbst fühlen können. Das Herzchakra ist dasjenige, das hier hauptsächlich arbeitet. Man kann also auch empathisch kommunizieren.
Medialität – der Kontakt nach oben. Das Kronenchakra wird aktiviert, das ist die Tür hinauf in andere Dimensionen. In die astrale Welt, in die Lichtwelt und alle anderen Dimensionen und Welten dazwischen. Hier „hören“ und „sehen“ wir die Verstorbenen, unsere Guides, unsere Helfer, unsere Schutztiere, frühere Leben, die Zukunft, die Vergangenheit.
Medial zu sein beinhaltet, dass wir dieses Chakra geöffnet haben und in Fluss halten. Informationen können aus anderen Welten zu uns kommen. Medial zu arbeiten ist schwer und energiezehrend, ohne gute Basis und Ausbildung darüber, was gut und was schlecht für dich ist, kannst du schlecht fahren und es kann dir schlecht ergehen. Sobald dieser Kanal nach oben geöffnet wird, bist du auch Ziel für alle niederen Energien, die einen Wirt suchen, den sie für eigene Zwecke ausnutzen können. Um medial arbeiten zu können, ist eine Anleitung von höchster Wichtigkeit.

Diese Fähigkeiten miteinander zu kombinieren – Fähigkeiten, die wir darüber hinaus alle haben –, ist das Ultimative. Allerdings sollte man erst lernen, mit einer Sache nach der anderen zu arbeiten, bevor man anfängt zu kombinieren, damit man seine Erdung behält und fest verwurzelt bleibt.
Ihr habt sicher schon von „Suchenden" gehört, die in ihrem Dasein herumirren auf der Jagd nach dem perfekten Kontakt, der Antwort geben soll auf alle Fragen. Sie laufen von einem Kurs zum nächsten, konsultieren diverse Menschen und wenden allerhand Werkzeuge an, auf dass es ihnen gelingt, das zu erreichen, wonach wir alle streben: Antworten auf unsere Fragen finden. Wenn dann auf dem Weg keine Wunder geschehen, werden sie noch eifriger, versuchen andere miteinzubeziehen in ihre Jagd nach dem Glück, geben unglaublich viel Geld aus für verschiedenste Therapien, für Gurus, Scharlatane, Wundermaxe und weise Menschen – und doch geschehen keine größeren positiven Veränderungen. Diese Menschen sind nicht verankert, nicht geerdet. Denn wäre das so, würden sie niemals zulassen, dass irgendeine Energie sie derartig treibt, und noch weniger die Antwort irgendwo außerhalb von sich selbst suchen – sondern das machen, was wir alle können: uns nach innen wenden, um festzustellen, dass unsere eigene Weisheit mit all ihrem gespeicherten Wissen uns die Antworten gibt, die wir brauchen.
Jetzt ist es nicht immer so einfach, alle Antworten in unseren Meditationen zu finden. Anleitungen von guten Meistern sind immer willkommen, aber unsere Wahl sollen wir selbst treffen, und uns nicht steuern lassen, weder von dem einen noch dem anderen. Nach innen zu fühlen, unsere eigenen Entscheidungen zu treffen, das ist wichtig und wertvoll, das führt uns weiter im Leben und macht, dass wir als Individuum wachsen.
Es gibt ein paar Techniken, die man anwenden kann, wenn man medial arbeiten will. Ich will hier die anführen, die ich als leicht empfinde, weil sie leicht zu lernen, leicht in der Anwendung und dem Umgang sind.

Kanalisierung – Channeling

Das ist alles, was mediales Arbeiten ausmacht. Alles ist Kanalisierung. Channeling. Es ist schlicht die Anwendung des Kanals, der längs des Rückgrates verläuft und der wiederum mit den Dimensionen verbunden ist, in denen wir uns nicht befinden. Um Kanalisierung handelt es sich, sobald wir uns völlig zurücknehmen und etwas wie ein reines Werkzeug weitergeben, wenn wir uns selbst als Energiekanal anwenden, wie zum Beispiel bei Healing, medialer Arbeit, pendeln, automatischem Schreiben.

Pendel

Pendeln bedeutet, dass du ein Werkzeug in Form eines Pendels anwendest, um das Channeln zu vereinfachen. Oft ist es ein Faden mit einer Nadel, manchmal eine Halskette mit einem Schmuckstück, eine Kette mit einem Kristall – alle haben ihre Favoriten. Der Gebrauch des Pendels ist sehr beliebt, um Energien weiterzugeben, seine Guides oder sein Unterbewusstsein etwas zu fragen, um Antworten zu bekommen.

Automatisches Schreiben

Automatisches Schreiben bedeutet, dass man Energie von seinen Guides oder seinem Unterbewusstsein aufnimmt und sie durch die Arme in den Stift und aufs Papier fließen lässt. Zu schreiben also, und sich nicht bewusst zu sein, was da aufs Papier kommt. Automatisches Schreiben kann auch am Computer angewendet werden, an der Schreibmaschine, mit Pinsel und Leinwand. Wir glauben, dass viele Autoren und Künstler sich dieser Form des Channelns bedienen, um fantastische Kunstwerke zu schaffen.

Frühere Leben und gemeinsames Karma mit Tieren

Wenn man anfängt, über frühere Leben zu sprechen, fühlen sich manche Menschen ein wenig an die Seite gesetzt, weil sie nicht

glauben, dass man Leben um Leben leben kann. Ich meine, wie kann man das auch wissen?
Im Grunde überhaupt nicht, und wenn man nicht daran glaubt, spielt es auch keine Rolle. Da ist nichts, was unser Leben und unseren Alltag bestimmt. Genau. Aber für euch, die ihr ein wenig neugierig seid und euch fragt, wie ist das eigentlich? Wie funktioniert das denn, wenn es nun doch so wäre? Tauscht man nur die Hülle, oder wie? Und kann ein Hund ein Hahn werden, der zur Blume wird? War ich mal ein Kanarienvogel?
Ich kann, wie immer, nur von meiner Anschauung ausgehen und von meinen Erfahrungen, ich lerne und nehme von den Pferden an und speichere das, um das Wissen bei passenden Gelegenheiten hervorzukramen, wie zum Beispiel jetzt, wenn ihr es wissen wollt.

Tiere sind Tiere und Menschen sind Menschen, aber alle haben eine Seele, auch die Bäume.
Das Gras ist grün, weil es die Wahl getroffen hat, im Wind zu leben, während die Bienen surren, weil sie keine Geschäftsleute werden wollten. Manche sind so geschaffen wie wir, manche mit mehr Beinen, manche mit tausend.
Ich glaube, dass Menschen Menschen sind, weil sie es gerade so wollen. Vielleicht wird sich mein Glaube ändern, doch baut mein gesamtes Wissen darauf auf, was ich erlebt habe, seit ich Kind war. Wir leben, immer wieder. Wir wählen uns für jedes Leben eine neue Schale samt neuer Lebensaufgaben und Wege, zu wandern. Neue Partner, neue Freunde, alte Begegnungen. Mit den Tieren, die wir auf unserem Weg treffen, haben wir wahrscheinlich schon zusammengelebt, und sicher erkennen wir in den allermeisten Fällen ihre Energien wieder. Manchmal können wir es schaffen, ein paar Mal während unserer Lebensspanne mit ein und demselben Tier zu leben. Katzen zum Beispiel oder Hunde sind fleißige Rückkehrer.

Die gleichen Verhaltensmuster und Gewohnheiten, die gleiche Art, sich auszudrücken, sicher wissen wir, dass wir diesem Individuum schon einmal begegnet sind.
Warum kommen sie aber zu uns zurück? Ja, die Hausaufgabe ist zu lernen. Wie immer beim Karma handelt es sich ums Lernen; darum, in der Schule des Lebens Wissen zu sammeln, zu lernen um weiterzugehen und dem zu entgehen, es ständig wiederholen zu müssen.
Ungefähr so einfach ist das.
Wenn wir ein Muster wieder und wieder wiederholt haben oder Individuen wieder begegnen, dann wissen wir, dass wir nicht genug gelernt haben und das wiederholen müssen, hier und jetzt.
Das Leben dreht sich darum, das nicht zu müssen, zum Schluss einfach ausruhen zu dürfen, im Fluss des Lichts zusammenleben zu dürfen mit all den anderen Seelen, die wir lieben. Hier auf der Erde ist es die harte Schule des Lebens, die zählt – die ihre Hausaufgaben nicht machen, müssen wiederholen.
Sei nicht verwundert, wenn sich dein neues Pferd wie dein alter Hund benimmt, oder dein Pudel dich mit den traurigen Katzenaugen anschaut, wie es nur deine alte Katze konnte. Oder vielleicht schläft dein Hund auf dem gleichen Platz wie es deine Katze tat und deine neue Katze folgt dir wie ein Hund, genau auf die gleiche Weise, wie es dein alter Hund immer machte.
Sie kommen wieder, wieder und wieder.
Nicht nur, um selbst zu lernen, sondern auch, um uns zu lehren, denn, wie mein kluger Lehrer Nökle im Stall sagte, wir sind Kanäle, wir sind hier um euch zu lehren, nehmt das Wissen an! Hört zu!“
Wir können unsere Tiere nicht zurückmanipulieren. Wenn es Zeit ist Abschied zu nehmen, stellen wir uns einer der größten Lebensprüfungen: Dem Loslassen – eine der wichtigsten Lektionen auf dem Weg zur bedingungslosen Liebe. Wir können uns ein Wiedersehen wünschen. Und oft genug wird der Wunsch erfüllt.

Wie Tiere in unser Leben finden

„Man bekommt das, was man braucht. Da Tiere sich als unsere Kanäle ansehen, kommen sie dorthin, wo sie gebraucht werden. Natürlich können wir unsere Guides um ein bestimmtes Tier bitten, aber noch besser ist es, um eine spezielle Eigenschaft zu bitten. Was ist es, was du von einem Tier lernen willst? Oder möchtest du nur ein süßes Kuscheltier haben? Möchtest du ein Tier zum Arbeiten haben? Sei spezifisch in deinem Wunsch, bedenke, dass er erfüllt werden kann.

Manchmal kommt ein Tier zu uns, das überhaupt nicht, weder in unsere Umgebung noch in unsere Familie, passt. Manchmal ist es nicht einmal von der Art, wie wir uns das Tier gewünscht haben. Dann haben wir die Wahl, zurückzubringen, fortzugeben oder zu verkaufen.

In unserer Welt besitzen wir Tiere und darum können wir sie weggeben oder verkaufen. Mir selbst fällt es sehr, sehr schwer, ein Tier zu verkaufen, Karin ebenfalls. Es sind unsere Freunde und Familienmitglieder, ob sie dazu passen oder nicht. Ich verkaufe ja auch nicht meinen Bruder wegen all dem Krach, den er während unserer Jugend veranstaltet hat. Ich kann mir dagegen denken, auszuleihen oder warum nicht wegschenken, wenn ich mir absolut sicher sein kann, dass es dieses Tier anderswo viel besser haben wird.

Auf der mentalen Ebene habe ich von den Tieren gelernt, wie man ausschließt, vergisst und ausstößt. Das kann sich in manchen Ohren schrecklich anhören, aber ihr sollt wissen, dass es sich dabei einzig um das Wohl der Herden-Gemeinschaft dreht.

Wenn jemand sich in der Herde schlimm aufführt, werden er oder sie physisch und mental ausgeschlossen. Es gibt keinen Platz für jemanden in der Herde, der zerstörerisch wirkt. Dieser Ausschluss geschieht mit einem großen Maß an Liebe, in der Art der Tiere. Sie schließen das Individuum aus, um ihm zu zeigen, was es für ein kaltes Leben ist außerhalb der Gemeinschaft der Herde. Sobald das

Individuum Demut und Ergebenheit zeigt, wird es wieder eingelassen, manchmal, nachdem es ein paar Prüfungen und harte Stöße erlebt hat. Das sollte man als reine Liebe und alte Weisheit über die Gemeinschaft sehen.

Was wir Menschen tun, wenn sich jemand schlimm verhält, ist ungefähr dasselbe, was es angeht, Personen auszustoßen, aber meistens lassen wir sie nie wieder hinein. Stattdessen lassen wir denjenigen seine Sünden so lang bereuen, wie er denken kann.

Die Person selbst, die tief bereut und die Gemeinschaft der Gruppe wieder sucht, wird verhöhnt, oft gemobbt und jetzt noch mehr ausgestoßen, nicht nur wegen des ersten Verstoßes, sondern weil sie zurück in die Wärme kommen möchte. Das ist der große Unterschied. Pferde verzeihen.

Menschen sind viel egoistischer und gemein. Wir haben nicht hinreichend gutes Training darin, wie man sich in gesunder Weise in einer Herde benimmt. Statt zusammenzuarbeiten, gehen wir stolz den eigenen Weg und überfahren die unseren. Wir sollten besser darin werden, uns umeinander und füreinander zu sorgen.

Denk daran, dass die Pferde uns immer spiegeln. Der Mensch stellt ja meistens die Herde zusammen. Wenn die Herde im Stall unbändig ist und sich komisch benimmt, sollten wir uns das Klima im Stall betrachten, überlege, wie viel sie von unseren schlechten Auftritten untereinander nachzuahmen haben mit Lästereien und Rebellion.

Mental kann man das Band von Wesen zerschneiden, die man nicht in seiner Nähe haben möchte. Man kann visuell die Verbindung zwischen den Chakren der beiden Menschen durchtrennen. Ich schaffe ein Bild, indem ich mit sorgfältig gewähltem Werkzeug das Band durchtrenne. Es zersäge, wenn es ein starkes Band ist, oder sogar mit der Axt zerschlage, wenn ich muss. Band für Band, Chakra für Chakra. Manchmal kann man fühlen, welches Chakra das stärkste Band hatte, so weiß man, auf welcher Ebene man am meisten verbunden war.

Das muss man ein paar Mal wiederholen, da das andere Individuum fühlt, dass du es energiemäßig verlassen hast, und darum automatisch ein neues Band knüpft.
Mit Tieren haben wir eine große Verantwortung. Wenn ich ehrlich sagen kann, dass ich dieses Tier nicht brauche, es nicht in meinem Leben haben möchte, dann kann ich, nachdem es mich verlassen hat, alle Bande auf dieselbe visuelle Weise zerschneiden.
Wenn ein Tier stirbt, lässt es nur die physische Schale für uns zum Betrauern zurück, es ist die Seele, die immer noch das Band hat, das uns verknüpft.
Wenn ich spüre, dass dieses Tier weitergehen muss zu anderen Aufgaben, dass wir unseren Teil in diesem Leben geklärt haben, vielleicht für immer in allen Leben geklärt haben. Dann lasse ich los, zerschneide das Band und lasse gehen, alles mit dem Licht als Hilfe und Transportmittel.

Calimero und Claudias Oma

„Meine Oma lag seit Wochen im Sterben. Wir waren und sind uns sehr verbunden. Ich selber habe Calimero nicht damit „belasten“ wollen und dieses Thema zwischen uns absolut vermieden... niemals angesprochen (um nicht zu sagen „verdrängt“, wenn ich bei ihm war). Doch wochenlang war er bedrückt – weder glücklich noch ausgelassen (...ich machte mir Sorgen um ihn). Er war urvorsichtig mit mir – achtsam – passte unheimlich gut auf mich auf, übernahm die „Kontrolle“ für uns beide. Er wusste es. Und noch mehr – ER spiegelte meine Seele wider.
Meine Oma verstarb am 11.8. 2004.
Dieses Gespräch mit Christel-Maria (Auszug) fand einen Tag davor statt.
Auf die Frage: Ist er gerne bei mir (kümmere ich mich gut um ihn, möchte er mir irgendetwas Bestimmtes/Wichtiges mitteilen:

„... Es kommt noch einiges auf uns zu, aber wir stehen alles zusammen durch. Sie soll keine Angst haben. Es ist alles gut...“
Kommentar von Christel: Liebe Claudia, ich hatte das Gefühl, er war voller Erwartung auf etwas ... oder eine Vorahnung. Für ihn wird es weniger überraschend oder erschreckend sein. Vielleicht sagte er das deswegen, damit Du weißt, dass, was immer passieren wird – er darauf vorbereitet ist.
Am nächsten Tag gegen 14 Uhr verstarb meine Oma.
Ich bin dann abends zu ihm gefahren, wollte ihn einfach nur umarmen, er hat mich getröstet, mir unheimlich viel Kraft und Wärme geschenkt – es war unglaublich ... !!!!!!!!!!
Calimero ist mein Lehrmeister und Mentor – ein Philosoph, wie man ihn sich weiser nicht vorstellen kann. Ich bin unendlich stolz auf ihn!!!! Er lässt mich nie alleine. Ich danke dir, Calimero.

Karin, das klingt jetzt vielleicht ganz banal, aber ich führte in der Zwischenzeit unzählige und zutiefst bewegende Gespräche mit ihm – über das Leben, den Tod und damit über das Universum. Für ihn ist der Tod nichts „Schlimmes“. Im Gegenteil! Hätte ich ihn nicht gehabt, ich würde heute nicht so „sein“, nicht so darüber denken können, nicht so gestärkt sein. Meine Oma lebt in mir weiter – im „Hier und Jetzt“. Dessen bin ich mir bewusst. Und Calimero weiß auch das. Er ist wieder unsagbar glücklich – lebensfroh – und trägt so viel Kraft und Stärke in sich, wie ICH nunmehr in mir.
Und dann haben wir noch ein zweites Phänomen erlebt: Ich bin mit Calimero immer „online“ (wie er es nennt) – mit dem „Versprechen“, sich nur dann bei mir zu melden, wenn etwas Schlimmes passiert oder ihm etwas sehr wichtig erscheint und er es mich wissen lassen möchte.
Es ging um seine „Lahmheitserscheinung“ (seit letztem Jahr sichtbar). Immer wieder, wenn ich ihn früher danach fragte, was denn da los sei, bekam ich die gleiche Antwort: Ich solle einfach wegsehen... so tun, als wäre da nichts... weil er absolut keine Schmerzen

habe ... (ich selber konnte auch keinerlei Schmerz an ihm wahrnehmen, obwohl ich im Regelfall Schmerzen von Tieren sofort übermittelt bekomme). Natürlich machte ich mir große Sorgen um ihn –Tierärzte, Tierheilpraktiker, Energiearbeit, Bewegungstherapien etc. Und dann erzählte er mir des Nachts in Seelenruhe eine Geschichte, die ich anfangs unglaublich fand. ... Er hatte „Schmerzen" eines anderen Pferdes (seines Boxennachbarn und nunmehr innigsten Freundes) aufgenommen, damit der es ein wenig „leichter" hat im Leben. Calimero erzählte mir den ganzen Lebenslauf seines Freundes und wie tief ihn diese Geschichte bedrückte, als wir im Spätsommer letzten Jahres in diesen Stall kamen. Er musste helfen – er konnte nicht anders, und er musste mir gegenüber „den Mund halten", denn er hatte es seinem Freund doch versprochen! So, wie er meine Nierenprobleme auf sich nahm, oder die Kniebeschwerden meiner Mutter. Wir arbeiten jetzt an seiner Abgrenzung, damit seine Hilfsbereitschaft ihn nicht schwächt und selber krank macht. Er muss nun lernen, seine „Wahrnehmungen" – allen Lebewesen gegenüber – weiterhin zulassen zu dürfen, doch selber „außen vor" zu bleiben. Carola war so lieb und hatte Calimero behandelt (wie auch seinen besten Freund), als ihr den Kurs im Juni '04 in Neulengbach gehalten habt.
Er spiegelt meine Seele wider – immer wieder. Ich danke Dir für alles, Calimero ..."

Claudia Lidauer, Eferding, Oberösterreich

Sterbeprozess und Loslassen – wie trennen wir uns richtig?

Unsere Tiere zwingen uns förmlich, uns mit uns selbst auseinander zu setzen – manchmal noch über den Tod hinaus. Im Sommer, bei einem Anfängerkurs Tierkommunikation bei mir zuhause, übten die TeilnehmerInnen einmal mehr mit meiner Stute Sunny und meinem Wallach Porky, die beide hervorragende Lehrer sind und schon vielen bei ihren ersten Gehversuchen mit der Telepathie geholfen haben. Eine junge Frau brach plötzlich in Tränen aus. Sie meinte, eine unendliche Traurigkeit von meiner Stute empfangen zu haben. Das war nicht ganz der Fall, wie sich kurze Zeit später herausstellte. Im Gespräch unter vier Augen kam nach und nach ans Licht, dass sich „aus dem Nichts" plötzlich und unerwartet Gedanken an ihr eigenes, vor langer Zeit geschlachtetes und „vergessenes" Pferd aufgedrängt hatten. Seit Jahren hatte sie nie mehr an dieses Pferd gedacht – komplett gestrichen, was sie gemeinsam erlebt hatten, die Jahre der Verbundenheit – und die der Schwierigkeiten – seit Jahren verdrängt die Vorwürfe, die sie sich wegen der letzten, schwierigen Entscheidung gemacht hatte, ihre gesamte Beziehung zu diesem Tier. Sie hatte es komplett aus ihrem Gedächtnis getilgt. Bis heute. Sunny half ihr, sich damit nun auseinander zu setzen. Es kam so einiges hoch, was nicht im Reinen war. Mit Hilfe der Kinesiologie und anderer Techniken lösten wir diesen Stress und verabschiedeten das gestorbene Pferd ins Licht, damit es seinen Frieden finden konnte – und die junge Frau auch: Die kummervolle, schwere Traurigkeit war wie weggeblasen und wich Tränen der Erleichterung und Heilung. Meine Stute, die uns bis dahin aufmerksam beobachtet hatte, drehte sich um, senkte den Kopf, schnaubte ab und ging zurück zur Gruppe. Die Frau schrieb mir später, dass sie wieder zuhause angekommen, das nachfolgend beschriebene Ritual durchgeführt hatte, und völlig erstaunt feststellen durfte, dass sich in der Folge die Beziehung zu ihrem neuen Pferd stetig verbesserte.

Carola: *„Wenn ein Tier stirbt, das Erdenleben verlässt, hinterlässt es eine große Lücke. Viele von uns haben schon vor der Zeit um das Tier getrauert, ohne eine Ahnung von den Konsequenzen zu haben, wie kann man es auch wissen? Wir reagieren natürlich, so wie Menschen eben reagieren, denn das sind wir ja auch, Menschen. Ohne eigentliches Wissen darüber, wie Tiere funktionieren. Viele Jahre haben wir nur geraten und viele tun das immer noch, ganz unwissend der Kommunikation, die wir tatsächlich mit Tieren führen können.*
Für ein Tier ist es ebenso natürlich zu sterben, wie geboren zu werden, genau wie für uns, aber wir haben außerdem die Furcht. Die Furcht ist ein wichtiger Zugang, sie rettet uns viele Male vielleicht sogar das Leben. Furcht kann aber auch ein destruktiver Feind sein, etwas, das sich unter deine Haut schleicht und dort einnistet. Furcht kann sich auf verschiedenen Ebenen zeigen, wenn wir ein anderes Wesen lieben, wenn wir an jemanden gebunden sind, mit ihm verknüpft, von ihm abhängig.
Speziell mit Tieren können wir uns richtig verbunden und verankert fühlen, da sie für so vieles in unserem Leben stehen und so viel darin bedeuten, ein großer Teil unseres Alltags werden können. Da ist es doch selbstverständlich, dass wir Angst haben, diese fantastische Freundschaft zu verlieren. Das zieht natürlich nach sich, dass wir das Individuum festzuhalten versuchen, das der Gegenstand unserer Liebe ist. Woran wir dabei denken sollten, ist, dass Liebe geben *bedeutet, nicht* nehmen. *In der allerhöchsten Liebe gilt es loszulassen, gehen zu lassen, das Leiden ein Ende haben zu lassen. Das ist echte Liebe. Wir Menschen haben uns die Verantwortung aufgeladen,*

Tiere zu domestizieren, gleichzeitig haben wir die Verantwortung übernommen, sie hinübergehen zu lassen, wenn es Zeit ist. Da Tiere völligen Kontakt zu uns haben, lesen sie in uns wie in aufgeschlagenen Büchern, kennen jedes einzelne Gefühl und wissen auch zur selben Sekunde, wenn du einen Beschluss gefasst hast. Abhängig von der Ausgangssituation, gut oder schlecht, richten sie sich danach. Sie haben keine Veranlassung, dagegen anzukämpfen. In sich haben sie nicht die geringste Angst gegen den Übergang selbst, den Tod.
Mit dieser Erkenntnis und diesem Bewusstsein können wir unsere Tiere mit anderen Augen betrachten und zur rechten Zeit fragen: „Ist es jetzt so weit?“
Wenn wir traurig sind, machen wir das Tier traurig, haben wir Angst, bekommt auch das Tier welche, alle Gefühlswallungen, die wir in einer Phase durchleben, durchlebt auch das Tier.
„Sieh mal, wie traurig der Hund ist, weil wir ihn einschläfern müssen.“ Nein, der Hund ist traurig, weil Herrchen und Frauchen traurig sind. Kein Tier will seine Lieben um seinetwillen leiden sehen. Das Tier kann natürlich auch Angst haben, Angst zeigen wegen der Umstände um das Einschläfern selbst, das ist vollkommen erklärbar. Wie viele unserer Tiere sterben eigentlich würdevoll und was bedeutet Würde beim Einschläfern? Kann man sie messen?
In Ruhe und Frieden, in den Armen des Menschen, den das Tier am meisten geliebt hat, sollte man meinen wäre das Schönste, das Beste für das Tier. Aber: Das Tier braucht Geborgenheit und Sicherheit! Beim Übergang selbst ist genau wie bei der Geburt gefordert, dass die Geborgenheit für das sterbende Tier in beide Richtungen wie eine wärmende, strahlende, wegweisende Lampe leuchtet. Wenn du spürst, dass dein Wunsch, dass das Tier bei dir bleiben soll, so stark ist, dass du die Seele nicht ehrlich freigeben kannst, riskierst du, dass die Seele des Tieres außerhalb seines Körpers umherirrt und „spukt“, also sich für seine Nächsten sowohl sichtbar als auch hörbar macht. Geborgenheit und der Wille, das Tier freizugeben, sind also zwei wichtige Komponenten. Sicher können wir

immer eine kleine Zeremonie für das entschlafene Tier abhalten, aber das ist in der Hauptsache für die Familie, die Hinterbliebenen. Ein Begräbnis, ein kleines Gedicht etc. und natürlich ein Platz, an den man zurückkehren kann und eine Blume pflanzen, einen Kristall oder etwas anderes niederlegen, um die Erinnerung zu ehren.
Wenn wir feststellen, dass wir das Tier noch bei uns haben, dass es auf sich aufmerksam macht, indem es zum Beispiel kommt und bei uns schläft, seine Spielsachen bewegt, sich wie ein Schatten zeigt, da wissen wir, dass der Übergang nicht vollständig zu Ende gebracht wurde, und wir können unserem Tier eine kleine Hilfe geben.
Indem du eine weiße Kerze anzündest, bitte unser verstorbenes Tier weiterzugehen, dem Licht entgegen, zu neuen Zielen und Aufgaben. Danke für das, was ihr zusammen hattet. Lies vielleicht ein kleines Gedicht oder Gebet und stell dir visuell klar vor, wie das Tier weitergeht. Wenn es sich zu stressig anfühlt, das selbst zu tun, gibt es beispielsweise Schamanen, die sehr tüchtig darin sind, Tieren weiterzuhelfen. Aber wir müssen loslassen.

Es geht hier nicht darum, seine Tiere nicht zu betrauern, selbstverständlich darf und soll man das. Trauer ist ein Prozess, der den Abbruch, das unabänderliche Ende erleichtert und dazugehört. Aber wir müssen das Objekt unserer Trauer gehen lassen.

Annekes Reise mit dem Pferd

Steff: Tasso ist ein 21-jähriger Warmblutwallach, den ich mit meiner damaligen Voltigiergruppe vor nunmehr zehn Jahren vor dem Schlachter gerettet habe. Er hat eine Hufrollenentzündung und diverse Arthrosen. Nach einem Jahr Weideurlaub hatte er sich wider Erwarten so gut erholt, dass er sogar noch einige Jahre im Heilpädagogischen Reiten und Voltigieren gegangen ist. Nachdem wir aufs Land gezogen sind, haben mein Partner und ich drei Jahre lang versucht, ihn in Rente gehen zu lassen – ohne Erfolg.

Wie fast immer begrüßt Tasso seine Schülerin mit einem freudigen Wiehern und steckt geduldig die Nase wieder und wieder ins Halfter, auch wenn sie sich darin verheddert. Für mich immer ein Zeichen, dass die Entscheidung, seine Lust zum Arbeiten und Lehren zu respektieren, die richtige war.
Anneke hat heute Probleme mit ihrer Halswirbelsäule. Interessanterweise ist das zur Zeit auch genau eines der Probleme, die ich mit Tasso bei ihm selbst versuche zu bearbeiten. Also lasse ich meinen ursprünglichen Plan für die Stunde sausen. Ich stelle mich und Tasso innerlich auf eine Zeit der Entspannung im Schritt für Anneke ein. Daher gehen wir ohne Sattel in die Reitbahn. Um Ängsten (und damit erneuten Verspannungen) vorzubeugen, bekommt mein alter Schimmel einen Voltigiergurt um. Wenn Anneke unsicher wird, kann sie sich dort festhalten.
Anneke: Ich komme heute mit einer sehr schmerzhaft verspannten Halswirbelsäule. Daher schlägt Steff vor, mich einfach führen zu lassen und nichts zu tun. Sie und der weiße Wallach Tasso werden mir Übungen anbieten, die meiner Halswirbelsäule gut tun sollen. Ja, es wäre schön, wenn der Schmerz etwas nachlässt, den ich seit zwei Wochen mit mir herumschleppe und sich nicht noch durch das Reiten verschlechtert.
Ich reite ohne Sattel, das liebe ich sehr. Steff führt uns.
Etwas Besonderes geschieht am Ende der Stunde, nachdem Tasso sein Bestes gegeben hat, um meine Muskeln und meine Wirbelsäule auszubalancieren. Ich staune immer wieder, wie sensibel dieses Pferd auf meine Befindlichkeiten, heute mein körperliches Ungleichgewicht reagiert und versucht, durch seinen Körper auszugleichen. Er nimmt selber dabei in Kauf, seinen Leib zu verändern und zu belasten.
Steff: Tasso hat natürlich die Situation sofort erkannt. Er tut, was er kann, um Anneke bei ihren Übungen zu unterstützen. Besonders auffällig ist, dass er ihr körperliches Ungleichgewicht durch ein Verschieben der Hinterhand nach rechts (sonst neigt er eher dazu,

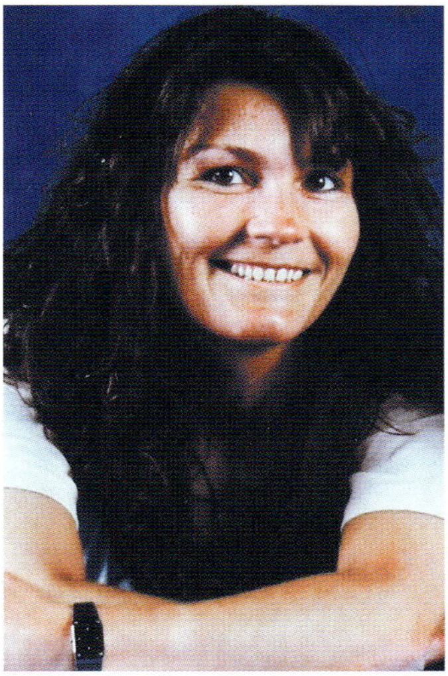

Moderne Schamanin: Die Schweizerin Jaqueline Kramer

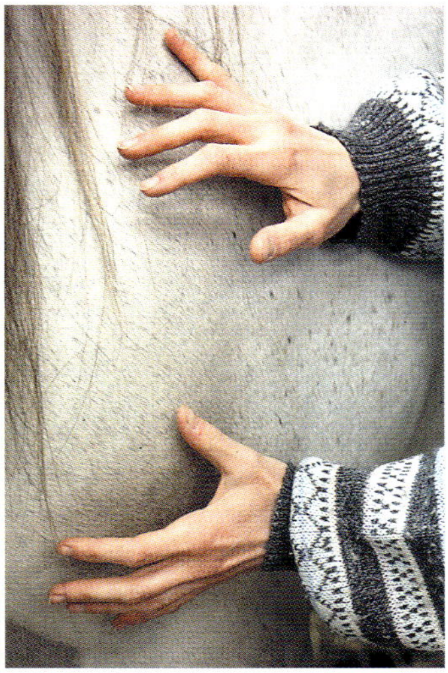

Karin gibt gelbe Energie in einem Ball. Stärke für den Bug.

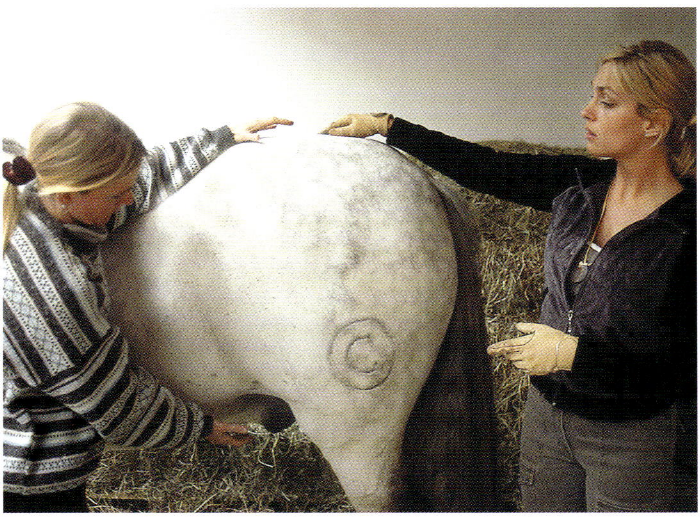

Fühlst du das? Hier oben auf dem Kreuz. Lass uns ihm grüne Energie schicken, damit er sein Becken ruhig winkeln kann.

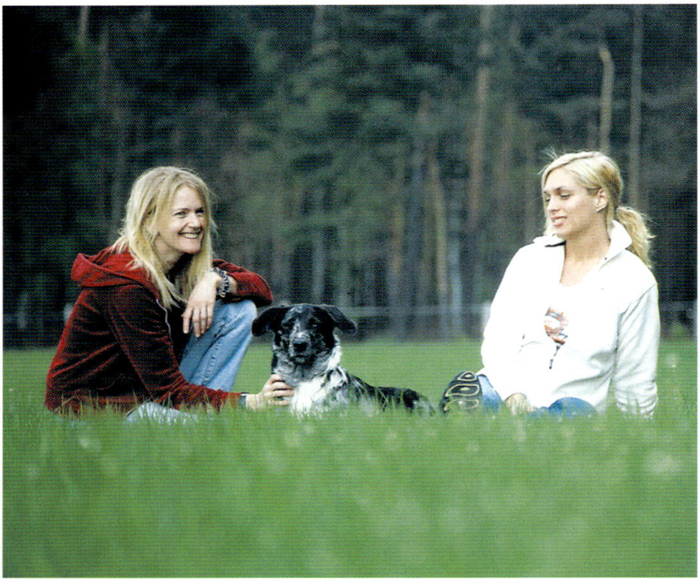

Mit Tieren sein, nichts wollen, atmen, fühlen, lauschen. Den Herzschlag der Natur erfahren. Einfach ... Sein.

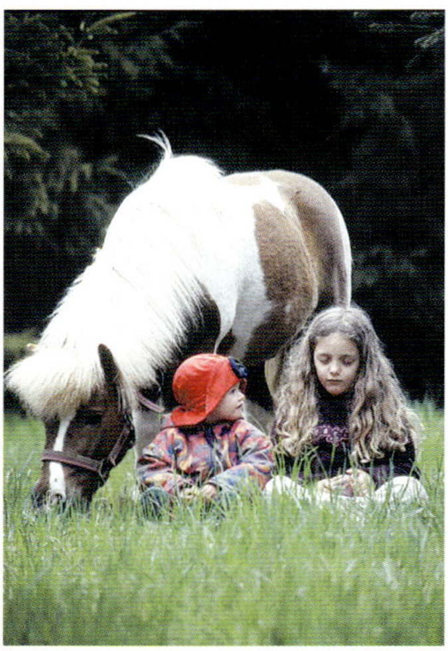

Die Zukunft im Umgang mit den Tieren liegt in der Hand unserer Kinder.

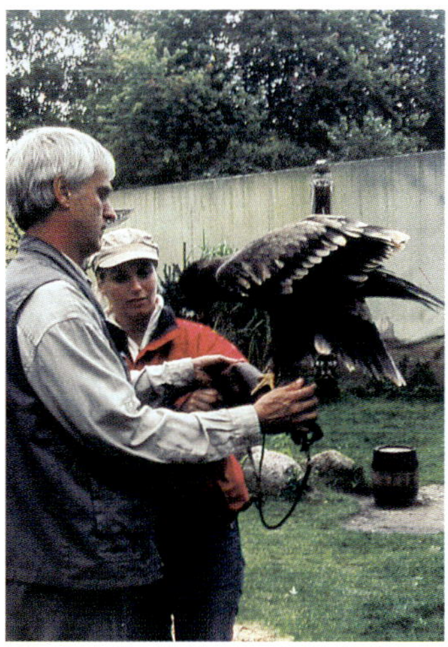

Carola, der Adler und Detlef Busse: eine lang erwartete Begegnung

links schief zu gehen) ausgleicht. Diese leichte Traversstellung behält er genauso lange bei, bis Anneke durch die Übungen ihre verspannte rechte Seite etwas gelöst hat. Danach wird er im Schritt freier und gelöster.

Anneke: Am Ende der Stunde nun geschieht wirklich etwas Wundervolles zwischen uns. Steff schlägt mir vor, mich auf ihn zu legen. So drehe ich mich einmal um 180 Grad und liege dann mit meinem Oberkörper zum Schweif, mein Gesicht liegt auf seiner Kruppe. Ich entspanne innerlich, spüre sein weiches warmes Fell auf der Wange, atme tief den Geruch von „Pferd“ ein. Vorsichtig geht er los.

Steff: Schließlich bitte ich Anneke, sich aus dem Rückwärtssitz auf Tassos Kruppe zu legen und sich so von ihm tragen zu lassen. Ab diesem Moment übernimmt mein wunderbares Pferd die Regie. Er geht einige Runden im ruhigen Schritt, um schließlich stehen zu bleiben.

Anneke: Wir haben das schon einmal gemacht, auf ihm zu liegen und getragen zu werden. Es hatte ziemlich geruckelt und ich musste gucken, dass ich nicht seitlich von ihm runterrutschte. Diesmal ist es ganz anders. Ein Wechselspiel. Je mehr ich loslasse, desto sanfter und sicherer wird sein Gang. Ich sehe nicht, was Steff vorne macht, welche Anweisung sie gibt, aber ich habe vollstes Vertrauen in beide. Ich schließe die Augen und lasse noch mehr los und fühle mich wunderbar getragen. Ich sinke in ein weiches, weites Reich von Entspannung. Dort gibt es einen Punkt von so tiefer Entspannung, dass ich nicht mehr weiß, wer er ist und wer ich bin – just in dem Moment bleibt er stehen, als hätte er auch diesen Punkt berührt und gespürt.

Steff: In einer kurzen Rücksprache mit Anneke erfahre ich, dass das Stehenbleiben auch ihrem Gefühl entspricht. Ich ziehe mich aus der Kommunikation zurück. Von meinem Pferd empfange ich Tipps und Anweisungen für seine Schülerin, bei denen ich immer

wieder das Gefühl habe, ich sollte jetzt nicht „zuhören", das geht mich nichts an.
Anneke: Ich fühle mich vollkommen geborgen und erfahre eine Art von Einheit mit seinem Wesen, was mich vollständig „hält". Dann plötzlich beginnt er zu arbeiten. Es ist sehr seltsam. Tasso sendet von seinem Hals und vorderen Rückenbereich aus eine sanfte Energiewolke und öffnet damit mein unterstes Chakra. Dort wird es ganz weit und ausgedehnt und ich spüre, wie diese Energie sich von dort bündelt und dort durch meine Wirbelsäule fließt. Mein Normalbewusstsein, mein Verstand schaltet sich aus. Ich empfinde nur noch die Dinge pur, mit Worten zu beschreiben, ist nicht mehr möglich. Dann wird etwas angerührt, was mich an einen tiefen Ort der Tränen bringt.
Steff: Beide sind eine Einheit. Anneke verschmilzt mit Tassos Körper. Der Wallach ist konzentriert bei ihr. Eine kurze Zeit atmet er massiv in den hinteren, oberen Bereich seines Körpers. Danach verteilt er seinen Atem wieder gleichmäßig. Ich habe den Eindruck, er versinkt noch ein Stück mehr in diese Tier/Mensch-Einheit. Was genau er da tut, wird mir jedoch nicht ersichtlich.
Anneke: Ich spüre deutlich, dass es jetzt genug Arbeit für ihn war und er nicht weitergehen will. Das müssen andere Heiler und ich selbst tun. Es ist, als ob ich entscheide wieder aufzutauchen, zügig, aber nicht zu schnell. Als ich an die „Wasseroberfläche" meines Bewusstseins komme, kommt er fast gleichzeitig mit mir „zurück".
Steff: Plötzlich macht das Pferd ein erstauntes Gesicht, hebt den Kopf. Er nimmt mich und das Pferd auf der Nachbarweide wieder klarer wahr. Fast im gleichen Augenblick hebt Anneke den Kopf und „taucht wieder auf".
Anneke: Steff ist erstaunt über die Gleichzeitigkeit unseres Prozesses. Ich fühle mich wunderbar dankbar für Steffs Feingefühl, uns nicht zu stören und uns zu lassen. Und dankbar

gegenüber Tasso, der mir wieder einmal seine Heilkräfte schenkte und zeigte, wie sehr er Heiler und Lehrer für mich sein möchte und ist.
Was für ein wundervolles Wesen er ist. Ob er das selber weiß? Ich wünsche es ihm sehr.

Anneke Polenski, Berlin

Steff: Wieder einmal habe ich den Eindruck, dass das, was ich mache, „Handwerk" ist. Was Tasso dagegen tut, ist wahre Heilkunst.

Steff Ostendorf, Arche Ziethen, Groß Ziethen bei Berlin

Schamanismus und Krafttiere

Hmm... was geht Ihnen dabei wohl durch den Kopf? Ich kann's mir schon fast vorstellen :) Sie sehen Bilder von kleinen, schrulligen Medizinmännern, Masken, sie hören Trommeln und Rasseln und sie denken an unheimliche Rituale, an Indianer, an vergessene Kulturen. Und denken Sie beim Begriff Krafttiere nicht auch an Ausdrücke wie „den Tiger im Tank" oder „bärenstark"?
Nun ja, so ganz unrecht haben Sie damit sicher nicht – aber eben nur zum Teil. Viele Vorurteile dem Schamanismus gegenüber begründen sich vor allem aus der Unwissenheit heraus. Schamanismus ist ein großes emotionales und mentales Abenteuer, das ich Ihnen ein kleines bisschen näher bringen möchte. Fragen Sie sich jetzt, was Schamanismus in einem Buch über Tierkommunikation verloren hat? Der Ursprung der Tierkommunikation liegt bei den Urvölkern und Schamanismus ist eine mögliche Art, mit Tieren in Kontakt zu treten. Durch die Kraft und die innere Ruhe, die Sie auf dem schamanischen Weg finden, tun Sie sich selber etwas Gutes. Vielleicht können Sie Ihr Krafttier aber auch über eine Problematik in der Tierkommunikation befragen. Der Möglichkeiten sind viele und Sie können sie unbegrenzt nutzen! Nun aber zurück zu unserem kleinen Exkurs über Schamanismus.

Schamanismus ist das älteste Wissen über die verborgenen Kräfte des Universums, Schamanismus ist aber auch die älteste Methode, das Bewusstsein für Heilzwecke und Problemlösungen einzusetzen, und Schamanismus ist eine von der WHO (World Health Organisation) anerkannte Heilmethode.
Schamanismus begründet sich nicht nur auf die Kultur der Indianer, sondern auf die Kultur aller Naturvölker, auf allen fünf Kontinenten. Auch heute findet man immer noch Spuren schamanischen Wirkens. Kirchen, Kapellen und Klöster oder andere heilige Stätten wurden oft auf den ehemaligen Kraftplätzen von Schamanen erbaut. Der Schamane selber ist Behüter und Überlieferer dieses alten Wissens. Schamanen wirken seit Jahrtausenden als Heiler, Zauberer, Wahrsager, Weise und Künstler.
Heute gehen wir zum Pfarrer, Arzt, Psychologen oder Therapeuten. Der Schamane jedoch ist für seine Gemeinschaft alles in einer Person. Lebt der Mensch im Einklang mit der Natur, den universellen Gesetzen und mit sich selber, dann ist er gesund und harmonisch. Der Schamane bezeichnet Krankheiten als Verlust dieser Harmonie. Er hilft dem Menschen dabei, seine ureigenen Fähigkeiten und sein Potenzial wieder freizulegen, damit er wieder eins werden kann mit den universellen Gesetzen und der Natur – und das bewirkt seine Heilung. Der Schamane bezeichnet die Erde als seine Mutter, die Tiere als seine Geschwister, die Pflanzen und Steine als seine Verwandten und die Ahnen als seine Ratgeber. Alles ist lebendig und alles beseelt!
Das schamanische Weltbild wird in drei Ebenen unterteilt. In der unteren Welt führen Tiere/Tier- und Naturgeister zu den Quellen der Lebenskraft und stehen mit ihrem Wissen, ihrem Rat und ihren Fähigkeiten dem Schamanen zur Seite. In der oberen Welt findet er Kontakt zu Ahnen, Lehrern und weisen Führern. Dort holt er sich Wissen und Rat. Die mittlere Welt ist die Lebenswelt, die alltägliche Wirklichkeit aus einem anderen Aspekt betrachtet – aus dem Blickwinkel des Beobachters.

Eins ist allen drei Ebenen gemeinsam, sie sind keinerlei Raum- und Zeitgesetzen unterworfen. Dies sind nicht einfach nur Welten oder Orte der Fantasie: Stellen Sie sich diese drei Ebenen als Parallelwelten vor, die gleichzeitig zu unserer Wirklichkeit existieren und in denen keinerlei Zeit- oder Raumbeschränkungen gelten. In diesen Welten ist alles möglich.
Wenn Sie nun einem Schamanen begegnen, der Ihnen erklärt, dass er Sie mit seinen außergewöhnlichen Fähigkeiten und Kräften heilen kann, oder der Ihnen versichert, dass er Ihre Probleme lösen kann, dann rennen Sie ... weit, weit weg!
Denn der Schamane verfügt über keine außergewöhnlichen Fähigkeiten und Heilkräfte. Er ist einzig ein Mittler zwischen den Welten. Durch verschiedene Trancetechniken ist es ihm möglich, eine der drei Ebenen aufzusuchen. Dort wird ihm dann etwa das Wissen um die Heilkraft einer speziellen Pflanze vermittelt und er bringt dieses Wissen wieder zurück in unsere Wirklichkeit, um seinem Klienten zu helfen. Er ist in Kontakt mit den Spirits und seinen Verbündeten und er bezieht sein Wissen aus deren Kräften und Erfahrungen. Er unterhält also nur den Kontakt zu den verschiedenen Ebenen und bringt das Wissen und die Heilkraft zurück zu Menschen, Tieren und Orten.
Es gibt verschiedene Möglichkeiten, Schamanismus zu erlernen. Früher wurde der Schamane eingeweiht, sei es durch seine Geburt, durch spezielle Vorkommnisse oder durch seine Berufung. Der Schamanismusforscher Michael Harner fand heraus, dass alle schamanischen Kulturen eines gemeinsam haben – die schamanische Reise. Die Technik der schamanischen Reise ist leicht erlernbar und wird heute in vielen Seminaren als Core-Schamanismus gelehrt.
Für eine solche Reise versetzt sich der Schamane bspw. durch Trommeln in einen Trancezustand und reist in eine der drei Ebenen. Der Zugang zur unteren Welt etwa liegt in einem lichtvollen Tunnel, der in der anderen Dimension endet.
Der Schamane betritt diese Dimension, ist sich jedoch während der gesamten Reise immer auch der alltäglichen Wirklichkeit bewusst und

kann in jeder dieser Welten agieren und reagieren. Der schamanische Bewusstseinszustand erlaubt dem Reisenden, im Gegensatz zum veränderten Bewusstseinszustand wie Träumen oder Schlafen, jederzeit zu agieren. Der Schamane lässt deshalb nicht einfach nur geschehen, sondern er greift bewusst in das Geschehen ein und kann so jederzeit Situationen und Erlebnisse mitgestalten. Ein verantwortungsvoller Schamane wird niemals ohne Ziel, oder aus blanker Neugier reisen. Sein Ziel ist immer, Rat oder Hilfe zu finden für seine Gemeinschaft. Eine schamanische Reise ist zeitlich immer begrenzt. In Carlo Zumsteins Buch „Schamansimus" werden Leute, die zu lange verweilen und keine Lust haben zur Rückkehr in die alltägliche Wirklichkeit, von Schamanen als „wirkungslose Verrückte" bezeichnet.

Angekommen in der unteren Welt, wird der Schamane oft von Krafttieren empfangen, geführt und geleitet. Aber verflixt noch mal: „Was ist denn nun ein Krafttier?", werden Sie sich fragen. Ein Krafttier ist eine Begegnungsform mit der universellen Kraft in Gestalt eines Tieres – ein Seelenwesen in der raum-zeitlosen Sphäre der nichtalltäglichen Wirklichkeit. Jeder Schamane pflegt den Kontakt zu seinen eigenen Krafttieren, die ihn auf seinen Reisen für die Gemeinschaft unterstützen und lenken. Er kann auch für seinen Klienten ein Krafttier suchen, damit es dann seine Fähigkeiten direkt am Hilfe suchenden Menschen einsetzen kann. Es ist möglich, dass Sie auf einer Reise mehrere Krafttiere finden werden. Krafttiere stellen sich Ihnen in der jeweiligen Lebenssituation, in der sie am meisten bewirken können, zur Verfügung. Es ist also möglich, dass Sie, nachdem Sie eine Thematik überwunden haben, auch das dazugehörige Krafttier verlieren – es verabschiedet sich von Ihnen und Sie werden ein neues Krafttier finden, dessen Fähigkeiten in der neuen Lebenssituation mehr bewirken können. Vielleicht begegnet Ihnen auch ein Krafttier, das Ihnen ein Leben lang zur Seite steht. Diese Begegnungen sind sehr speziell. Sie werden mit dem Herzen spüren, ob Sie nun einen Begleiter auf Zeit gefunden haben oder einen Führer für Ihren gesamten Lebensprozess. Vielleicht kennen Sie Ihr Krafttier auch schon? Vielleicht verspüren Sie seit langem eine besondere Beziehung zu einem Tier, auch wenn Sie dieses nicht als Haustier halten? Aber immer wieder begegnen Sie diesem Tier in allen Varianten und Formen, auf Bildern, oder als Figur, in einem Fernsehbeitrag, Sie spüren einfach, dass Sie dieses Tier fasziniert und interessiert? Oder vielleicht ist es schon lange da – nur nicht in Ihrem Bewusstsein? Eine Kursteilnehmerin hat während einer Reise ihr Krafttier – die Eule – gefunden. Erst da ist ihr bewusst geworden, dass sie seit längerer Zeit von der Eule begleitet wird. Sie hatte viele kleine Accessoires in Eulenform zuhause. Die Eule hatte sie schon immer fasziniert. Wenn Ihnen dies auch so geht, dann sollten Sie sich vielleicht mit der Bedeutung des Krafttieres auseinandersetzen. Jedes Krafttier wird Ihnen individuelle Botschaften zukommen lassen. Sie können seine Botschaft aber auch generell interpretieren, studieren Sie seine Lebensweise, seine Körperform, wo sehen Sie Parallelen, wo könnte etwas auch auf Sie zutreffen. Es gibt wunderbare Bücher über die Bedeutung der Krafttiere und wie Sie die Botschaft des Tieres für sich nutzen können. Sehr oft sind die Botschaften der Tiere symbolisch. Es kann sein, dass Ihr Krafttier zu Ihnen spricht, vielleicht führt es Sie aber auch an einen speziellen Ort, der für Sie eine Botschaft hat, oder vielleicht zeigt es Ihnen, wie Sie Ihre Lebensenergie wiederfinden und bewahren können. Wenn Sie den Kontakt zu Ihrem Krafttier pflegen, wird es Sie stets beschützen, Sie im geistigen Reich führen, Sie stärken, warnen und es schenkt Ihnen mit seiner Liebe Mut und Stärke, um im Leben weiterzugehen und sich der anstehenden Lebenssituation zu stellen. Achten und respektieren Sie Ihr Krafttier. Begegnen Sie ihm mit Liebe und Sie finden unschätzbare Hilfe und Führung. Werten Sie bitte nicht, eine Ameise kann in Ihrer Vorstellung vielleicht nicht so viel bewirken, wie Sie gerne möchten, aber denken Sie doch ganz einfach, wie viel das Kollektiv eines Ameisenstaates bewirken kann. Oder denken Sie, die Maus hat weniger Kräfte als der Elefant? Weit gefehlt! Ihr Krafttier bringt Ihnen immer die Qualität in Ihr Leben, die Sie gerade am meisten brauchen. Achten Sie es deshalb immer, ob groß oder klein, stark oder schwach, hübsch oder hässlich, denn es sind nur Ihre Vorstellungen. Wenn Sie sich davon lösen können, werden Sie einen Begleiter von unschätzbarem Wert finden. Ehren Sie Ihr Krafttier, beschäftigen Sie sich mit seiner Lebensweise, vielleicht tragen Sie eine Kette mit einem hübschen Anhänger oder stellen ein Bild auf. Je bedeutender das Tier für Sie wird, umso mehr kann es Ihnen beistehen und helfen. Wenn Sie in eine schwierige Situation geraten, rufen Sie innerlich einfach Ihr Krafttier, und Sie werden merken, wie Sie ruhig und gestärkt in die Sie belastende Situation eintreten können.

Die Symbolsprache und die Bedeutung der Krafttiere finden Sie in vielen Büchern. Einen kleinen Einblick, wie Sie die Botschaft auch für sich entschlüsseln können, möchte ich Ihnen hier gerne geben. Haben Sie z.B. als Krafttier den Schmetterling gefunden? Dann überlegen Sie sich, was tut der Schmetterling? Er zieht sich als Raupe in seinen Kokon zurück, um dann, nach einer Ruhepause, wieder in neuer Gestalt hervorzukommen und mit Leichtigkeit und wunderschöner Farbenpracht in einen neuen Lebensabschnitt eintauchen zu können. Wie sieht dies nun bei Ihnen aus? Wäre es möglich, dass auch Sie gerade eine Phase der Ruhe und Zurückgezogenheit benötigen, um mit etwas Altem abzuschließen, um dann Neues zuzulassen und mit viel Farbenpracht und Lebensenergie wieder zu starten?

Ich gebe Ihnen nachstehend gerne einige Anregungen, die Ihnen helfen können, die Botschaft Ihres Krafttieres zu verstehen:

Augen: *Hat Ihr Tier große Augen, wie benutzt es seine Augen? Augen stehen für Wachsamkeit, Kontakt, Beobachten, Aufmerksamkeit.*

Haare: *Wie ist das Fell Ihres Tieres beschaffen? Ist es dick, hart, weich, lang? Barthaare können z.B. für besondere Sinneswahrneh-*

mungen stehen. Das Fell steht aber auch für Schutz, sich den verschiedenen Temperaturen und Gegebenheiten anpassen können, für Weichheit und Sanftmut. Oder ist die Fellzeichnung evtl. wie eine Maske?

Ernährung: *Ist Ihr Tier Wiederkäuer oder vielleicht Aasfresser. Wiederkäuer stehen dafür, sich Zeit zu nehmen, sich Ruhe zu gönnen und in sich zu kehren. Aasfresser sind vielleicht ein Zeichen, dass Altes aufgespürt und aufgelöst werden kann.*

Farben: *Welche Farben hat Ihr Tier? Beschäftigen Sie sich ein bisschen mit der Farbenlehre, Sie werden dort wertvolle Hinweise finden.*

Federn: *Federn stehen für das Luftelement. Sie symbolisieren Freiheit, Botschaften aus der oberen Welt, Sonne, Licht und Engel.*

Hörner: *Hörner stehen für den eigenen Willen, Sturheit, Bockigkeit, Eigenwilligkeit, seine Kraft und Stärke wohldosiert einzusetzen.*

Krallen: *Krallen deuten auf Verteidigung hin, aber auch darauf, was Sie mit Ihren Händen gestalten können.*

Lebensweise: *Wie lebt Ihr Tier? Ist es Einzelgänger, Herdentier, Fluchttier? Zieht es sich in Gefahrensituationen zurück, stellt es sich? Kann es alleine überleben oder braucht es die Gemeinschaft? Macht es einen Winterschlaf, der darauf hindeutet, dass auch Sie sich manchmal in Ihre innere Höhle zurückziehen sollten? Lebt es unterirdisch? Dann deutet dies auf verborgene Zugänge und Verbindungen hin. Ist es nachtaktiv? Dann könnte dies auf Ihr Unterbewusstsein hindeuten, auf Schlaf und Träume. Oder spielt es sehr gerne? Dann sollten Sie Ihrem Spieltrieb, Ihrem inneren Kind vielleicht etwas mehr Raum geben und die Dinge mal von einer spielerischen Seite her betrachten.*

Geruchssinn: *Wie ist die Nase Ihres Tieres beschaffen? Der Geruchssinn steht für einen guten Riecher, Spürsinn, sich nicht vom Weg abbringen zu lassen, sondern der Spur zu folgen.*

Ohren: *Wie aufmerksam sind Sie? Hören Sie zu oder hören Sie hin? Verstehen Sie die Botschaften, die Sie empfangen?*

Ruten: *Wie steht es mit Ihrer Stabilität? Der Schwanz wird bei Tieren oft als Hilfswerkzeug für das Gleichgewicht benötigt. Sind Sie im Gleichgewicht, brauchen Sie ein Ruder/Steuer, das Sie stabilisiert? Wie steht es mit Ihrer Kommunikation? Die Ruten von Hunden und Katzen beispielsweise werden sehr intensiv für die Kommunikation genutzt.*

Zähne: *Sie stehen für Verteidigung, eventuell auch Angriff. Setzen Sie sich zur Wehr, wenn Sie angegriffen werden? Verteidigen Sie das, was für Sie wirklich wichtig ist? Können Sie Neues aufnehmen, zerkleinern/analysieren und dann integrieren?*

Wie ich bereits oben erwähnt habe, ist Schamanismus ein großes emotionales und mentales Abenteuer. Schamanismus kann man nicht einfach über ein Buch – vom Schreibtisch aus – lernen. Schamanismus muss man erfahren! Möchten Sie auf einer Reise Ihre normale, allgemein übliche Vorstellung von der Wirklichkeit übersteigen? Ihr Krafttier wird Ihnen zeigen, dass Sie emotional und spirituell in der Bewältigung Ihrer Probleme nicht allein sind. Wollen wir nun gemeinsam auf die Reise gehen? Ja! Dann freuen Sie sich bereits jetzt mit mir auf ein wunderschönes Erlebnis!
Machen Sie es sich bequem und gemütlich. Achten Sie darauf, dass Sie in der nächsten halben Stunde nicht gestört werden, dass das Telefon ausgeschaltet ist und Sie für sich sind. Wenn Sie mögen, können Sie sich hinlegen, vielleicht fühlen Sie sich aber auch im Sitzen wohler, ganz so, wie es für Sie stimmig ist. Wenn Sie Lust

haben, legen Sie sich eine schöne Meditationsmusik auf, vielleicht mit Trommeln, indianischen Klängen?

Schamanische Gedankenreise

Wir gehen nun gemeinsam auf einem schmalen, moosbewachsenen Waldweg durch einen wundervollen, lichten und freundlichen Wald. Wir sind barfuß: Spüren Sie das weiche Moos unter Ihren Füßen! Hören Sie die Vögel zwitschern! Spüren Sie die Sonnenstrahlen durch die Blätter auf Ihr Gesicht scheinen! Nun kommen wir langsam an eine wundervoll ruhige Waldlichtung. Schauen Sie sich ruhig um. Diese Waldlichtung strömt Ruhe und Frieden aus. Hier fühlen Sie sich geborgen und aufgehoben. Sehen Sie das große Feuer und den gemütlichen Stein daneben? Dieser Stein lädt uns zum Verweilen ein. Wir nehmen die Einladung des Steines an und setzen uns hin, spüren seine Wärme, die er ausstrahlt, und daneben – die Wärme des großen nährenden Feuers. Das Feuer bietet sich Ihnen an und lädt Sie ein. Sie können nun alles, was Sie belastet, alles was nicht zu Ihnen gehört oder was Sie im Moment nicht tragen wollen, in dieses Feuer geben. Das Feuer wird es umwandeln, transferieren und danach in einer neuen, positiven Energieform wieder zurück in den universellen Kreislauf geben. Gehen Sie nun in Gedanken an einen Ort der Kraft, an einen Kraftplatz. Bestimmt kennen Sie einen solchen Ort. Vielleicht laufen Sie oft während des Spazierganges an ihm vorbei, oder Sie haben ihn auf einer Reise kennengelernt. Es ist ein Ort, an dem Sie sich sicher und geborgen fühlen, ein Ort, an den Sie sich gerne zurückziehen und vielleicht träumen und Ihren Gedanken lauschen. Dieser Ort berührt Sie ganz seltsam, er ist irgendwo in der Natur, vielleicht an einem See, am Meer, auf einem Berggipfel, auf einer Wiese, in einer Höhle, wo auch immer, Sie fühlen sich dort zuhause. Nun schauen Sie sich an Ihrem Kraftplatz um. Sehen Sie irgendwo einen kleinen Zugang zum Tunnel, der Sie in die andere Dimension bringt? Suchen Sie nach einer Erdöffnung, einer Wurzelhöhle, einem Erd-

loch oder einem Teich, einer Spalte zwischen den Steinen oder einer Höhle. Wenn Sie diese Öffnung gefunden haben, können Sie Ihren Tunnel betreten. Es ist ein lichtvoller, sphärischer Tunnel, Sie können ihn so gestalten wie Sie wollen. Wenn er Ihnen ein bisschen zu groß oder zu klein ist, dann stellen Sie sich vor, wie sich der Tunnel vergrößert oder verkleinert. Sie können aber auch sich selber verkleinern oder vergrößern. Sie sind in einer Welt, in der es das Wort „unmöglich" nicht gibt. Vielleicht sehen Sie viele Farben im Tunnel, wunderschöne Steine, seien Sie aufmerksam und durchschreiten Sie den Tunnel. Gegen Ende Ihres Weges sehen Sie ein Licht, ein Tor oder eine Türöffnung, durch das Sie die untere Welt betreten können. Wenn Sie wollen, können Sie auch noch ein bisschen im Tunnel verweilen und einfach mal nur den Kopf hinausstrecken (um in dieser Welt etwas zu „schnuppern"), mal schauen, wie es aussieht. Wenn Sie dann das Gefühl haben, dass der richtige Zeitpunkt gekommen ist, treten Sie einfach ein. Treten Sie ein in das Land der unbegrenzten Möglichkeiten. In das Land, in dem es keine Zeit- und Raumgesetze gibt. In diesem Land können Sie fliegen, sich verkleinern, Sie können mit dem Finger schnippen, um sich dann Sekundenbruchteile später an einem ganz anderen Ort zu befinden. Schauen Sie sich um. Was sehen Sie? Wie ist die Umgebung? Was nehmen Sie wahr? Wie fühlen Sie sich? Sie werden sicher auch hier einen Ort finden, an dem Sie sich sehr wohl fühlen. Gehen Sie dorthin und lassen Sie sich nieder. Rufen Sie nun Ihr Krafttier, bitten Sie es, dass es sich Ihnen zeigt. Vielleicht sehen Sie sehr viele Tiere und sind einen Moment verwirrt, welches denn nun Ihr Krafttier ist. Ihr Krafttier wird sich Ihnen drei- bis viermal zeigen, meist von verschiedenen Seiten. Vielleicht sehen Sie es hinter den Bäumen, oder als Spiegelung auf der Wasseroberfläche, oder es kommt einmal von hinten auf Sie zu und einmal von vorne. Wenn Sie Ihr Tier so wahrnehmen, können Sie sicher sein, dass Sie Ihr Krafttier gefunden haben. Nehmen Sie sich nun Zeit. Streicheln Sie Ihr Tier, spüren Sie es, umarmen Sie es. Vielleicht lädt es Sie ein, auf seinem Rücken zu reiten, oder es nimmt Sie auf seine Schwingen und fliegt mit Ihnen durch die Luft. Denken Sie daran, ob Sie nun auf dem Rücken eines Tigers sitzen, von einem Bären umarmt werden oder auf den Schwingen eines Adlers fliegen – alles ist möglich! Genießen Sie diese Zeit mit Ihrem Tier und spüren Sie einfach seine Liebe. Nutzen Sie diese Zeit – und wenn Sie Fragen stellen möchten, dann tun Sie es. Vielleicht bekommen Sie eine Antwort, vielleicht ist es aber beim ersten Kontakt einfach nur schön, das Tier und seine Kraft und Liebe zu spüren. Wenn Sie das Gefühl haben, dass es Zeit ist, um zurückzukehren, bitten Sie Ihr Krafttier mit Ihnen zu kommen. Sie können die Hand ausstrecken und das Tier wird sich zu Ihnen gesellen, es springt vielleicht auf Ihre Hand, wird ganz klein und wandert von Ihrer Hand über den Arm in Ihr Herz. Vielleicht springt es aber auch direkt vom Boden in Ihr Herz. Freuen Sie sich über dieses Vertrauen, denn nun können Sie die Kraft, Liebe und die Fähigkeiten dieses Tieres mit in die alltägliche Wirklichkeit, in die Realität nehmen. Danken Sie Ihrem Krafttier und spüren Sie, wie sich Ihr Herz anfühlt. Nehmen Sie die Kraft wahr, die sich ausbreitet und die Sie nun auf Ihrem Weg zurück begleitet.

Es ist an der Zeit, dass wir nun wieder durch unseren Tunnel zurück an unseren Kraftplatz gehen. Verweilen Sie dort noch einen Moment und kehren Sie dann bewusst in Ihren Raum, Ihr Zimmer zurück. Bewegen Sie ein bisschen die Hände und Füße, strecken Sie sich, stehen Sie auf und spüren Sie, wie Sie sich stark mit der Mutter Erde verwurzelt fühlen und gleichzeitig eine neue Kraft in sich tragen.

Wie war dieses Erlebnis für Sie? War es zu kurz, möchten Sie gleich wieder eine Reise unternehmen? Lassen Sie sich Zeit, das Geschehene wirken zu lassen. Und haben Sie die Gewissheit, dass Sie jederzeit an diesen Ort zurückkehren können, um neue Begegnungen zu finden, um mit Ihrem Krafttier zu reisen und um Fragen zu stellen.

Ich möchte mich nun mit zwei schamanischen Botschaften von Ihnen verabschieden.
„Alles, was ist, ist lebendig und beseelt! Folgen Sie immer dem Weg Ihres Herzens!“

Jaqueline Kramer ist ausgebildet und tätig als Tierkommunikatorin AS/dipl.Tiertherapeutin AS/Schamanische Beraterin AS/Aura-Soma Beraterin. Sie arbeitet schon seit längerer Zeit in ihrer eigenen Praxis für Menschen und Tiere in der Schweiz.

Markus Erfahrungen

„Im Juli 2003 besuchte ich das Basis-Seminar: „Die schamanische Reise zu Kraft und Heilung“ von der FSS Europa (Foundation for Shamanic Studies), wobei einem die Geschichte, Weltsicht und Grundlagen des Schamanismus vermittelt werden. Dabei ging es auch darum, mit seinen „spirituellen Helfern“ Kontakt aufzunehmen, um von ihnen zu lernen (Krafttiere, ...). Und im kleinen Rahmen, wurde auch auf schamanische Heilung eingegangen und diese vermittelt.
Zwei Wochen später habe ich dann das Basis-Seminar bei Karin gemacht. Auf den Inhalt brauche ich hier nicht näher einzugehen. Es war sehr schön, wobei ich immer wieder gern daran denke.
Beide Seminare, eine tiefgründige Ethik, Spiritualität, eine vegane Lebensweise und naturverbundene Religionen haben mein Leben, welches ganz schön durcheinander gekommen war, auf den richtigen Weg gebracht. Mir sind kiloweise Steine vom Herzen gefallen und das Leben wurde wieder wertvoller und gab mir einen Sinn.
Warum war mein Leben durcheinander? Ich löste mich von meiner engstirnigen, falschen, religiösen Erziehung und kam auf einmal mit meiner medialen Begabung in Kontakt. Es war ein hoffnungs-

loses Durcheinander, wobei mir auch einige Kräfte nicht gut gesonnen waren. Dann traf ich aber Richard und die richtigen Menschen, welche mir einige Bücher empfahlen, und die mich auch letztendlich ermutigten, die beiden Seminare zu besuchen. Richard ist ein Kater, der mir in dieser Zeit zugelaufen ist und auch noch bei mir lebt. Es macht mich immer wieder sehr glücklich, dass er noch bei mir ist, und ich habe ihm so viel zu verdanken. Er hat mein Leben so sehr bereichert!
Anschließend begann die Tierkommunikation. Ich habe noch nicht sehr viele Gespräche geführt. Aber diese waren oft intensiv und sehr beeindruckend. Oft wussten die Tiere, ohne dass ich sie darauf aufmerksam gemacht habe, von meinen schamanischen Fähigkeiten. Obwohl diese noch in den „Kinderschuhen" stecken. Sie sagten mir dann oft direkt, was ich tun soll. Ich war immer sehr überrascht und auch etwas skeptisch. Aber, es funktionierte!
Hier noch ein Gespräch mit einem kleinen dünnen Yorkshire Terrier. Er hieß „Zecke" und hatte schon seit sehr langer Zeit Asthma. Die Besitzer hatten schon einige Dinge probiert, wobei auch Homöopathie nicht half. Er hatte auch ein Problem mit fremden Menschen und Hunden, wodurch er diese sehr oft anbellte. Dabei soll er mal einen großen Rottweiler von hinten so angebellt und fast angesprungen haben, dass dieser sich sehr erschreckte und davonlief. Dann fragten sie mich, ob ich mal mit ihm reden kann.
Ich ließ mir ein Bild von ihm zukommen und sprach mit ihm: Hallo! Darf ich mit dir reden?
Hallo, klar darfst du reden. Du musst! Und du hast schon richtig gemerkt, der Name „Zecke" ist furchtbar! Ich hasse ihn! Sie sollen mir einen anderen geben.
Ich bin zwar in diesem Leben klein, aber davor war ich eine Führerpersönlichkeit! Ob bei den Tieren oder Menschen ist egal. Das braucht ihr nicht zu wissen. Nehmt Tiere endlich ernst. Egal, wie groß sie sind oder wie sie aussehen!

Was hilft deinem Asthma? Ein neuer Name, mehr Achtung, bin eben etwas anspruchsvoll. Denkt ja nicht, dass ihr Menschen besser seid als wir!!!
Denke ich nicht!
Ich weiß. Ich meine alle! Futter ist ganz in Ordnung. Hundefutter ist am besten für mich. Auch wenn ich alles andere esse.
Was stört dich an fremden Menschen und Hunden?
Sie denken meist: Kleiner, schwacher, dummer Hund. Das macht mich rasend! Die „Welt“ ist oft so dumm. Sie denken alle, dass klein auch gleich schwach und einfach ist! Aber es werden bessere Zeiten kommen! Dann muss ich eben manchmal verrückte Sachen machen, damit ich ernst genommen werde.
Sonst geht es mir gut. Bring mir bitte noch meine Teilseele wieder, bitte! (O.k., mache ich. War schön zu reden! Danke!)
Danke. Bis bald.
Ich war schon etwas überrascht, als der Hund von mir forderte, ihm seine Teilseele wiederzugeben. Ich nahm dann Kontakt mit meinen Krafttieren und meiner Lehrerin (die aus dem Licht kommt), welche mir bei Tierfragen hilft, auf. Es war sofort ein liebevolles beruhigendes Gefühl im Raum. Ich bekam einen riesigen Schub an positiver Energie. Man kann es auch als Liebe bezeichnen.
Und als ich mich dann weiter darauf konzentrierte, sah ich, wie meine Krafttiere die Teilseele des Hundes brachten. Sie gaben mir dann zu verstehen, dass ich sie nehmen kann und auf einer „Reise“ (schamanische Reise, Imaginationsreise, oder wie man es auch immer bezeichnen möchte) zu dem Hund bringen soll. Es ging alles ganz leicht und erfüllte mich mit einer tiefen Zufriedenheit und Liebe. Ich bedankte mich danach bei allen für ihre Hilfe.
Nach zwei Tagen brachte ich das Bild und das Gespräch zurück. Danach ging ich noch einmal ca. zwei Wochen später zu den Besitzern. Sie waren überrascht, nachdenklich und sagten, dass ihr Hund jetzt wieder einen 45 Minuten langen Spaziergang machen

kann, ohne dabei Probleme zu haben. Ich bin dankbar für dieses Erlebnis.
Mein neues Leben fühlt sich so gut an, was ich auch dem Seminar von Karin und Carola zu verdanken habe. Ich danke euch dafür! Und ich hoffe und wünsche mir, dass wir uns alle etwas Mühe geben und alle Tiere auf dieser Erde, nicht „nur" die, die uns nahe stehen, in unsere Liebe mit einbeziehen. Wir können mit kleinen Opfern so viel für sie erreichen. Denn nach wie vor werden Tiere gequält, missbraucht, getötet. Ich lebe seit ca. vier Jahren vegan und es geht mir dabei besser als je zuvor. Lasst uns wichtige Entscheidungen immer mit dem Herzen prüfen und in Liebe leben.
Ich bin froh über die Menschen, die dieses Buch lesen, und hoffe auf eine liebevolle Zeit hier auf der Erde.

Liebe Grüße, Markus Mühle, Dresden

Kommunikation mit allen lebenden Wesen

Sprichst du mit Blumen? Diese Frage kommt gewöhnlich irgendwann. Natürlich mache ich das! Ich spreche mit dem Wetter, mit den Vögeln, mit meiner Post, ja ab und zu sogar mit den Nachbarn. Meist ist dies nicht die gewünschte Antwort, und natürlich weiß ich, worauf der oder diejenige hinauswill, nämlich, ob es geht. Ob man mit allen Lebewesen kommunizieren kann, mit Wesenheiten, Gewächsen. Meine Antwort ist ein klares Ja. Wenn du lauschst, wirst du hören. Die Frage ist, ob die Antworten deiner Fantasie entspringen oder ob es tatsächlich so ist, dass eine telepathische Kommunikation stattfindet. Diese Frage ist ja nun kein Stück sensationell, denn wir, die behaupten, dass es telepathische Kommunikation mit Tieren gibt, sind ja oft gezwungen, die Echtheit der Telepathie zu diskutieren. Das führt oft zu einem toten Punkt, denn die Antwort auf die Frage nach dem Beweis, dass es funktioniert, ist: Beweise, dass es nicht funktioniert!
Jetzt bin ich, Carola, persönlich gegen alles, das beinhaltet, dass ich etwas beweisen soll. Wenn eine Sache funktioniert, dann reicht es

mir absolut, wenn ich es weiß. Die Menschen, die sich ehrlich wundern, die es ehrlich lernen oder wissen wollen, mit denen diskutiere ich gern. Und Karin geht es genauso.
Diejenigen, die mit plumpen Einwänden oder falschen Vorwänden versuchen, mich dorthin zu bringen, die sind mir keinen Pfifferling wert, sie stolpern am Ende immer über die eigenen Füße.

Mit Blumen, Bäumen, Insekten kommunizieren, geht selbstverständlich. You name it!
Auf die genau gleiche Art und Weise, wie du mit einem Pferd, einer Kuh, einem Kaninchen kommunizierst, kannst du auch mit einer Blume kommunizieren. Eine Blume ist ein lebendes Wesen mit einem komplexen biologischen System, genau wie du und ich. Ja, ich will sogar so weit gehen und behaupten, dass eine Blume ein eigenes Bewusstsein hat.
Die Unsicherheit am Anfang für einen bewussten Dolmetscher ist dieselbe, egal, ob es sich um einen Hund oder einen Baum handelt: Wie soll das möglich sein? Wie kann das geschehen? Wie kann eine solche Kommunikation sein? Wir wissen dies durch die Fertigkeiten, die ich und viele andere uns durch beharrliches Training erarbeitet haben, sowie durch die Rückmeldungen von beispielsweise Tierbesitzern, die uns Aufträge erteilt haben.
Auf die gleiche Weise, wie man auch fühlt, ob es Fantasie oder eine ehrliche Antwort vom Tier ist, fühlt man das auch bei Blumen und Pflanzen. Der Unterschied, der tatsächlich ziemlich groß ist, ist, wer gibt uns die Rückmeldung bei einer Pflanze? Die selbstverständliche Antwort dürfte sein: die Blume selbst. Aber da nichts nur eine Seite hat, will ich es nicht so einfach stehen lassen, sondern mit etwas tieferer Einsicht behaupten, dass dein medialer Guide bestätigen oder dementieren kann, gesetzt den Fall, du hast eine mediale Ankopplung, die du dir zunutze machen kannst.
Wenn du die Blume fragst, an welchem Fenster sie stehen möchte, damit sie erblüht, und du stellst sie dorthin und innerhalb kürzester

Zeit fängt sie an Blüten zu treiben, wie es sonst nur selten der Fall ist, dann hast du eine sonnenklare Rückmeldung. Wenn absolut nichts passiert, weder in der ersten noch der zweiten Woche, kann man ja mal drüber nachdenken, wie klar und eindeutig die Kommunikation war.
Etwas, das ich ganz besonders liebe, ist die Kommunikation mit Bäumen, überleg mal, so viele Jahre, Jahrzehnte von Erkenntnissen und gesammelten Naturerlebnissen! Ganz unglaubliche Gefühle und Bilder kannst du durch eine gute Baumbekanntschaft bekommen.
Auch Fragen, die sich um die Kommunikation mit verschiedenen anderen Wesen drehen, wie etwa Elfen, sollten natürlich ausgehend von den bereits erwähnten Fähigkeiten und einem gewissen Glauben diskutiert werden. Wenn man daran glaubt, dass es derartige Wesen gibt, hat man den Raum, die Kommunikation auf die übliche Weise hier anzuwenden. Glaubt man an etwas, dann gibt es das auch.
Zu versuchen, mit etwas zu kommunizieren, an das man nicht glaubt, bedeutet, sich selbst zu einem Kampf endloser Zweifel herauszufordern – was, wenn es funktioniert?

Kommunikation mit Körperteilen

Im Grunde genommen gibt es keine unerklärlichen Dinge oder Methoden. Es gibt immer jemanden, der das Wissen hat, sie zu erklären. Diese Worte passen hierher. Mit etwas zu kommunizieren, mit dem man normalerweise nicht kommuniziert, muss nicht bedeuten, dass man das nicht kann. Als es allgemein bekannt wurde, dass Telepathie tatsächlich funktionierte, noch dazu bei Tieren, Blumen und dem Wetter, gab es ein heilloses Durcheinander überall auf der Welt. Als dann tüchtige Praktiker ein ums andere Mal bewiesen, dass daran nichts Komisches ist, sondern dass dies etwas war, was man immer schon gemacht hat, verstanden mehr und mehr, dass es alle können. Es geht nicht darum, speziell für

etwas erwählt zu sein, es geht einzig um Interesse und darum, seine Aufgabe, seine Berufung darin zu finden.
Als Therapeutin und Gesundheitspflegerin am Pferd werde ich mir mehr und mehr klar darüber, dass es bei meinen Behandlungen nicht nur um das Manuelle geht, nicht nur um das Technische, sondern ein großer Teil geschieht durch reine Intuition. Natürlich hat das Tier an sich eine ganze Menge zu sagen, es steuert mich immer an die richtigen Stellen, wo massiert, gedrückt, gestretcht werden muss.
Wenn jene Stelle gefunden ist, die Ursache ist für das, was sich als Symptom zeigt, behandle ich dort, mit einer sorgfältig ausgesuchten Methode. Genau wie alle anderen Therapeuten wähle ich behutsam etwas für speziell dieses Problem.
Etwas, das ich die ganze Zeit gespürt habe, ist, dass es irgendeine Art Kontakt mit den Körperteilen gibt, losgelöst vom großen ganzen Bewusstsein. Aber in diesem Grad, diesem Ausmaß, wie ich es euch hier miteile, habe ich es erst viel später begriffen, nachdem ich viele Jahre diverse Therapien ausgeübt hatte.
Die Kombination Telepathie zusammen mit einer Behandlung auf unbewusster Ebene ist recht normal. Ich wage zu behaupten, dass die meisten Therapeuten erfühlen können, was der Patient für ein Problem hat, nicht nur basierend auf Erfahrung, sondern dass sie es wirklich FÜHLEN können.
Nach und nach entstand unter meinen Händen, in meinem Herzen eine neue Technik. Zuerst glaubte ich, dass es Fantasie wäre, natürlich – denn wie konnte etwas so Unglaubliches so einfach sein?
Ich spielte die Idee wie einen Ball ausgewählten Personen zu, die keineswegs fanden, dass das merkwürdig sei, und die mich noch dazu baten, dies weiterzuentwickeln. „Meine Liebe!", sagten sie, „wir brauchen das beruflich als Therapeuten."
Und wieder – viele Jahre nachdem ich in einer langen Nacht die ganze Healingzeremonie, mit und nach der ich arbeite, empfangen habe, geschah es erneut. Ich öffnete die Tür zu einem für mich

neuen Wissen und zu einer fantastischen Therapie. Ich habe tagelang geschrieben, um nichts zu verpassen, nichts zu vergessen. Vieles von dem, was kam, war mir schon bekannt – so hatte ich ja bereits gearbeitet! Aber ohne, dass ich den Finger darauf hatte legen können, wie ich das eigentlich tat. Jetzt war es also so weit, ich sollte weitergeben können, wie man es macht.

Wir sind ein Ganzes. Unser ganzer Körper, unser Geist, unsere Seele. Wir sind eins. Unsere Erinnerung reicht so viel weiter als wir uns vorstellen können.

Dass wir Erinnerungen, ein Gedächtnis haben, wissen alle, auch wenn es manchmal so schlecht funktioniert, abhängig von verschiedenen Situationen, Stress, Mineralienmangel, Krankheit etc.

Wenn man sich ein Bein bricht oder auf andere Art verletzt, widmet man sich der verletzten Stelle und denkt nein! Wenn ich mir das nur nicht gebrochen hätte – gleichzeitig entsteht in deiner Fantasie ein Bild von dem, was passiert ist, und gleichzeitig massierst du, um die Blutzirkulation zu verbessern und den Schmerz zu lindern.

Es ist dieses Bild, dieses unglaublich geladene Bild, das wir nutzen können, mit dem wir arbeiten können. Wenn ich mich einer verletzten Stelle annehme, kann ich ein Bild von der Verletzung selbst, wie es in ihr aussieht, entstehen lassen.

Das, was ich dann tun kann, ist, das Bild heraufzubeschwören, wie es aussah, bevor die Verletzung passierte, da diese Erinnerung gespeichert ist im Gedächtnis des Körper(teil)s.

Indem ich dem verletzten Körperteil telepathisch vorschlage, das kranke Bild gegen das gesunde Ursprungsbild auszutauschen, setze ich einen Heilungsprozess in Gang. Eine gestaute Energie fängt an, ihren Weg zu finden, und eine Blockade beginnt sich aufzulösen.

Ich habe erfahren, dass es Indianer, Schamanen und andere heilkundige Männer und Frauen gibt, die dieses Wissen bereits haben und nutzen. Bevor ich die Botschaft bekommen hatte, verstand ich jedoch nicht, dass man auch als Normalsterblicher, gewöhnlicher Mensch die Möglichkeit hat, dies zu gebrauchen. Als Healer hast

du ganz schön viel Kraft, die sehr weit und gut reicht, aber dieses ist etwas so viel Stärkeres. Power!
Wie üblich höre ich ein leises Kichern, wenn ich sage „gewöhnlicher Mensch" ... niemand ist gewöhnlich, am wenigsten Menschen.
Wir sind uns oft mehr dessen bewusst, was im Körper nicht funktioniert, als dessen, was gut geht! Wir sind meist ganz schön schlecht darin, uns selbst für das zu loben, was wir gut können, und für das, was funktioniert. Manchmal wundere ich mich, wenn ich einen schlechteren Tag habe, warum ich nicht genauso viel Energie darauf verwende zu denken, wie gut es mir geht, anstatt zu denken, dass es mir gerade schlecht geht. Ich vergesse sozusagen für diese Tage zu danken.
Allein dadurch, dass wir öfter positiv über uns selbst denken, beginnen wir einen positiven Prozess. Manchmal brauchen wir Hilfe von außen, von jemandem, der uns sagen kann, wie wir uns beispielsweise bewegen sollen, um Verschleiß an unserem Körper zu vermeiden. Oder wie wir mit unterschiedlichen Arbeitsaufgaben arbeiten sollen, welche Muskeln wir aufbauen müssen, um ein schwaches Bewegungsmuster zu stärken.
Neue Bewegungsmuster lassen neue neurologische Signale für unsere Muskeln entstehen. Das Nervensystem funktioniert so, dass es die einfachsten Bewegungen wählt, die zur geringsten Belastung beitragen. Darum sollten wir einfache Bilder wählen. Sobald wir es erschweren, setzen wir Blockaden. Nähre deinen Körper mental und visuell mit gesunden Bildern von dir, genauso, wie du dich haben möchtest. Glaube an die Bilder, lasse sie einen selbstverständlichen Teil von dir sein. Du kannst selbst deinem Pferd auf die gleiche Weise helfen, denke an dein Pferd auf die Weise, wie du möchtest, dass es ihm geht, sich bewegt, funktioniert und ist. So beeinflusst du das Pferd telepathisch, auf die gleiche Weise wie du zu denken. Das ist positives Denken, das positives Sein bewirkt.
Wie du selbst die Wirkung testen kannst:
Um die beste Rückmeldung zu bekommen, übe an dir selbst!

Hast du eine Körperstelle, der es nicht gut geht? Etwas kleineres, zum Beispiel einen blauen Fleck, einen Pickel, ein infiziertes Ohrloch. Natürlich gilt hier, genau wie immer: Wenn du unschlüssig bist, konsultiere immer zuerst den Arzt oder Tierarzt!

Setze dich ruhig und entspannt hin. Nimm ein paar tiefe Atemzüge. Halte eine Hand über den blauen Fleck. Sieh dir an, wie er jetzt in diesem Augenblick aussieht. Und sieh ebenfalls, wie die Stelle des blauen Flecks aussah, bevor du dich verletzt hast. Wechsle zwischen diesen beiden Bildern eine Weile hin und her. Versuche das Bild mit dem blauen Fleck gegen das gesunde Bild auszutauschen. Lade die Stelle ganz visuell mit dem gesunden Bild auf, bleib eine Weile dabei. Hör auf, wenn dein Körper einen tiefen Seufzer tut oder wenn du ganz einfach fühlst, dass es gut ist. Wiederhole das einige Male. Vielleicht ein paar Tage in Folge, wenn es nötig ist. Es braucht natürlich Übung und Glauben an das, was du tust, genau wie mit allem anderen ...“

Alles ist möglich, wenn wir unsere Intuition wirken lassen. Unsere festgefahrenen Glaubenssysteme überdenken, neu hinschauen und mit der Arbeit anfangen: Gehen wir es an. Es liegt ein gutes Stück vor uns.
So manchem hat es vielleicht sein Weltbild ins Wanken gebracht, als er begann, Tiere mit anderen, mit verständnisreichen und respektvollen Augen zu betrachten – als denkende und fühlende Mitgeschöpfe. Geschadet haben diese Überlegungen aber sicher noch niemandem.
Haben Tiere nicht die gleichen Rechte auf ein würdevolles Leben wie wir Menschen? Wie Detlef Busse eingangs schrieb: Tiere sind die einzigen Freunde, die wir kaufen können. Ein nachdenklich machender Umstand. Die wichtigste tägliche Übung ist so einfach und zugleich so schwer. Sie heißt bedingungslose Liebe.

Das wunderbarste Meerschweinchen zum Schluss

Es scheint zur Tradition zu werden, dass ich unsere Bücher über Tiertelepathie mit Erinnerungen an Hans-Peter und Cäcilie beginne oder beende. Mit Erinnerungen an das „wunderbarste Meerschweinchen der Welt" von Paul Gallico. Das kleine Taschenbuch aus den siebziger Jahren (des vorigen Jahrtausends) liegt hinter Glas im Kinderzimmerbücherschrank und wartet darauf, dass Carlotta alt genug sein wird, es zu lesen. Für meine kleine Tochter ist es selbstverständlich, mit unseren Tieren zu reden und sie ernst zu nehmen in ihrem Sein und ihren Bedürfnissen. Noch. Ich hoffe, dass dies immer so bleiben wird und es ihr nicht von einer anderen Umwelt abtrainiert wird. Ich wünsche mir und glaube, dass jenes kleine Taschenbuch für sie ebenso märchenhaft sein wird, wie einst für mich. Und doch aus einem komplett anderen Blickwinkel betrachtet. „Mama?", höre ich sie im Geist fragen. „Warum braucht das Mädchen in dem Buch eine Zauberuhr, um ihr Meerschweinchen zu verstehen?" Darauf will ich schmunzelnd antworten: „Ja weißt du, in Märchen geht es um die Sehnsüchte und Ängste der Menschen. Es gab eine Zeit, da haben die Menschen zwischendurch vergessen, wie man Tieren zuhört und wie man einander zuhört, und sie sind darüber sehr, sehr krank geworden. Aber das ist lange, lange her. Das war am Ende des vorigen Jahrtausends. Am Anfang des vorigen Jahrtausends konnten es die Menschen noch, und jetzt können sie es wieder. Die seltenen Zauberuhren helfen uns jetzt bei anderen Dingen. Aber das ist eine andere Geschichte, und soll ein andermal erzählt werden."

Dank

„Als ich den Adler das erste Mal traf, war ich unvorbereitet. Er kam so schnell auf mich zu, hielt beinahe in der Luft und sah in meine Richtung. Das war in Estepona, Spanien, im Jahr 2002.

Ich filmte ihn, während er langsam um mich herumkreiste, als ob er mir eine Botschaft geben wollte.
Ich lag ein paar Tage später im Gras und hielt nach ihm Ausschau. Ich fragte: „Darf ich mitkommen?“ Ich schloss die Augen und fühlte plötzlich einen Schwindel, mit einem Mal wusste ich, dass er wieder in der Nähe war.
Eines Tages, während eines Ausrittes, als die Sonne hoch am Himmel stand, fiel ein Schatten auf mich. Der Adler – er war wieder da. Ich fragte erneut: „Was willst du erzählen?“ Ich will dich lehren, deine Schwingen zu benutzen, sagte er. Du musst es wagen!
Im darauf folgenden Winter, an fast derselben Stelle, gleich nach meiner Ankunft in Estepona, sah ich ihn auf Abstand, er kreiste zuerst leise, machte eine Drehung, sehr nah auf mich zu, und verschwand dann.
Er hat mich seither begleitet, in Gedanken und Erinnerungen. Mein ganzes Leben lang habe ich eine spezielle Nähe zu Adlern verspürt, ich sehe den Adler als eines meiner Krafttiere an, es fühlt sich gut und sicher an. Ich habe etwas sehr Wichtiges vom Adler gelernt. Er sagte zu mir: Menschen müssen wagen!
Das erkannte ich als etwas wieder, was ich selbst immer wieder sage: Ihr müsst es wagen! Ich bewundere Menschen, die ihr Leben gelebt haben, die wirklich ihrem Lebensweg folgen, auch wenn das bedeutet, dass sie manchmal in tiefe, dunkle Löcher fallen.
Diese unverdrossenen Menschen, die niemals aufgeben, weil sie ihre Arbeit lieben. Bewundernswert!
Ich treffe viele solche Leute. Ein besonderer Mensch ist natürlich meine sehr enge Freundin Karin: Du bist ein gutes Vorbild für uns andere, die wir kämpfen. Und wagen! Denk nur, was du zustande bringst!
Spezielle Menschen, die mich inspirieren, ihr seid so viele! Claudia, du bist so klug. Danke, dass es dich gibt. Danke für alles.
Desmond und Silvia, ihr bedeutet viel für mich! Danke für die Freude, die ich fühle, wenn wir uns treffen. Ingolf und Nadja, ich

denke immer an euch. Foto-Anna! Du bedeutest immer Lachen. Mimmi, du bist ohne Zweifel die stärkste Frau, die ich kenne. Ich weiß, dass du deine Ziele erreichen wirst! Marie-Louise, es wird genauso gut, wie es soll. Deine Klugheit ist eine der Wände, an die ich mich lehne. Jenny, niemand hat mir jemals so viel geholfen wie du! AnnaLena! Du bist meine beste Freundin. Kattis, ich bete, dass du nach Hause findest. Jonas, mein Fixpunkt, immer so ruhig und klug. Was für ein Glück ich mit dir habe!
Meine absolut größte Inspiration an Menschen, die etwas wagen, ist meine Mutter. Niemand hat so gekämpft wie sie. Ich bin stolz, deine Tochter zu sein! Julia, meine hübsche, starke, stille Tochter, du wirst deinen Weg mit stolzen Schritten gehen, Moa, dein Leben wird von viel Lachen geprägt sein, du bist so lustig wie nur wenige und machst genau das, was du willst. Ich liebe euch.
Karin und ich haben viele neue Freunde, Pferdebesitzer, Kursteilnehmer, Bekannte. All ihr gebt so viel, positives Feedback, wunderbare Besuche in euren Heimen und Ställen, Danke, euch allen von uns beiden!
Ein paar von meinen neuen Freunden will ich ein paar Extraworte widmen.
Christian: Was wir im Stall erlebten, mit Karin und ihren Pferden, dieses Aha-Erlebnis gab mir Inspiration für mein ganzes Leben. Mit dir an der Seite zu arbeiten, ist eine Freude. Es fühlt sich so sicher an.
Detlef: Was soll ich sagen. Ich sagte, du weißt nicht, wie viel es bedeutet. Ich korrigiere: Ich glaube, du weißt, wie viel es bedeutete, dass ich durch dich dem Adler begegnen durfte. Danke. Ich werde das nie vergessen.
Ruth Mayerhofer: Dein Weg soll von hellster Freude umgeben sein, ich wünsche dir alles Glück.
Sylvia Hürliman, Eva Wiemers, Diemut Endl: Ihr seid Vorbilder für mich ...
Licht für euch alle!“

Carola

Die verstorbene Dr. Elisabeth Kübler-Ross hat im Rahmen ihrer Forschung unzählige Menschen auf dem Sterbebett befragt, was sie anders machen würden, hätten sie die Chance. Die Antwort war: Mehr Risiken einzugehen, Träume zu leben und liebenswerten Menschen zu sagen, wie viel sie ihnen bedeuten.
Ich übe mich täglich darin, dies umzusetzen, damit ich das nicht eines Abends bereue.
In diesem Sinn danke ich meinen Eltern, Geschwistern und langjährigen Freunden für das Rüstzeug und den dafür notwendigen Rückhalt. Meiner kleinen, starken Carlotta dafür, dass ich ihre maßlos stolze Mutter sein darf.
Carola für so viel Freundschaft, fruchtbaren Austausch und gegenseitiges Lernen.
Maia, Anna, Heidi, meiner Mutter und so vielen anderen, dass sie mir den Rücken freihalten, damit ich an den Computer, in den Seminarraum oder in den Stall verschwinden kann.
Christian und Detlef – es ist so wunderbar, euch zu meinen Freunden zählen zu dürfen. Danke für Inspiration, unzählige wunderbare Erlebnisse und Gespräche. Danke Christian, Anna-Renata, Jaqueline, Susanne, Kerstin und Jutta Koch für so viel unbezahlbare Hilfe für meine Tiere – ich bin dankbar, euch kennen gelernt zu haben und von euch lernen zu dürfen.
Sibylle, Sandra, Ulrike, Silke, Evelyn und all ihr anderen: Danke für so viel liebevolle Gedanken, Wärme und Kraft, wann immer ich es am nötigsten brauche.
Uwe, Volker, Heike und dem Rest: Siehe oben und Danke außerdem für all das Lachen, den Spaß und dass ich in eurer Nähe einfach Ich sein darf. Kerstin, Andreas, Christiane: Fürs Verschnaufen, Zuhören, gute Gespräche, Anregungen und Entspannung.
Danke. Ihr seid mir wichtig.

Karin

Service

Zum Weiterlesen und Quellen

Aguilar, Alfonso /Roth-Leckebusch, Petra: **Wie Pferde lernen wollen**. Bodenarbeit, Erziehung und Reiten. Kosmos Verlag, Stuttgart 2004
Der Mexikaner Alfonso Aguilar zeigt anhand vieler praktischer Übungen den Weg auf, wie Pferde in ihrem Wesen begriffen und gefördert werden können.

Batmanhelidj, Fereydoon: **Sie sind nicht krank, Sie sind durstig!**, VAK Verlags GmbH, Freiburg 2003

Batmanhelidj, Fereydoon: **Wasser, die gesunde Lösung**, VAK Verlags GmbH, Freiburg 2002

Borelle, Bea / Braun, Gudrun: **Bea Borelles Zirkusschule**. Bühne frei für Pferde. Kosmos Verlag, Stuttgart 2004
Bea Borelle bietet ein solides Schritt-für-Schritt-Konzept zur stressfreien und freudigen Erarbeitung von Zirkuslektionen.

Fuller-Buckminster, Richard: **Bedienungsanleitung für das Raumschiff Erde.** Verlag der Kunst, 1998

Lind, Carola / Müller, Karin: **Der sechste Sinn, Zwiesprache mit Pferden**. Kosmos Verlag, Stuttgart 2001
Dieses Buch beschreibt die Arbeit der schwedischen Tierdolmetscherin Carola Lind. Sie zeigt die Möglichkeiten der Tiertelepathie, die sie mit einer Fülle von Beispielen beschreibt. Sie bietet außerdem eine Anleitung, kleine Experimente und Erfahrungen selbst zu machen.

Lind, Carola / Müller, Karin: **Gespräche mit Pferden.** Erstaunliche Erfahrungen mit dem sechsten Sinn. Kosmos Verlag, Stuttgart 2004
Das Buch hilft, eigene telepathische Kräfte zu entwickeln und auf diesem Weg eine neue Dimension im Zusammensein mit Pferden zu erlangen.

Mahlstedt, Dieter: **Akupunkt-Massage nach Penzel am Pferd**. Kosmos Verlag, Stuttgart 1997
Die Akupunkt-Massage behebt durch sanfte Stimulierung der Akupunkturpunkte und Meridiane Störungen im Energiekreislauf des Körpers. Probleme des Bewegungsapparats, der Körperfunktionen und Verhaltensauffälligkeiten können durch diese ganzheitliche Heilmethode behandelt werden. Wie der Pferdebesitzer diese Heilmethode anwenden kann, zeigt dieses Buch.

Meinert, F.: **Leitfaden zur biochemischen Behandlung unserer**

kranken Haustiere. Weg zur Gesundheit Verlags GmbH, Bücherversand Anneliese Schröder. Tel/Fax 02522/3809

Meyerdirks-Wüthrich, Ute: **Bach-Blütentherapie für Pferde**. Kosmos Verlag, Stuttgart 2004
Dieses kompakte und sehr schön geschriebene Buch zeigt auf, wie Pferde mit Hilfe von Bach-Blüten behandelt und unterstützt werden können. Das Besondere daran ist, dass auch der Reiter mit in die Behandlung einbezogen wird.

Rakow, Michael, Dr. med. vet.: **Die homöopathische Stallapotheke**. Kosmos Verlag, Stuttgart 2002
Dieses Buch bietet in kompakter Weise eine Einführung in die Homöopathie für Pferde. Es werden unterschiedliche Krankheitsbilder mit ihrer Behandlung vorgestellt. Außerdem beinhaltet es noch eine ausführliche Übersicht über die verschiedenen homöopathischen Mittel.

Rashid, Mark: **Denn Pferde lügen nicht, Neue Wege zu einer vertrauten Mensch-Pferd-Beziehung**. Kosmos Verlag, Stuttgart 2002
Der überall propagierten „Dominanz“ gegenüber dem Pferd setzt Mark Rashid das Prinzip der „passive leadership“ entgegen. Diesem sanften Führer schließen sich die Pferde freiwillig an, weil sie ihm vertrauen und sich in seiner Gegenwart wohl fühlen. Sehr schön zu lesen!

Ruland, Jeanne: **Krafttiere begleiten Dein Leben**. Schirner Verlag, Darmstadt 2004

Schöning, Barbara Dr.: **Das Kosmos Erziehungsprogramm Pferde.** Pferdeverhalten verstehen, Verhaltensprobleme vermeiden und lösen, Pferde richtig motivieren. Kosmos Verlag, Stuttgart 2004
Das kleine Einmaleins des guten Benehmens für Pferde und wie Sie es auch mit Ihrem Pferd spielerisch und mit Freude erreichen.

Schwaiger, Susanne E.: **Persönlichkeitstraining mit Pferden**, Das Praxisbuch. Kosmos Verlag, Stuttgart 2001
Hier bietet die Autorin weitere praxisbezogene Möglichkeiten, die Beziehung zum Pferd und die Beziehung zu sich selbst zu verbessern. Dabei unterstützen viele Fotos den Weg des Persönlichkeitstrainings.

Kate Solisti-Mattelon/Patrice Mattelon: **Spirituelle Partnerschaft mit Haustieren**. Integral Verlag, München 2000

Minatti, Ava: **Heilung für das innere Kind**. Smaragd Verlag, Woldert 2002

Sonnenschmidt, Rosina: **Das Tier im Familiensystem**. Sonntag Verlag, Stuttgart 2003

Sonnenschmidt, Rosina: **Farb- und Musiktherapie für Tiere**. Sonntag Verlag, Stuttgart 2000

Sonnenschmidt, Rosina: **Heilende Hände für Tiere**. Kosmos Verlag, Stuttgart 1999

Steen, Carola: **Mehr Zeit zum Reiten**, Den Alltag rund ums Pferd entlasten und effektiv gestalten. Kosmos Verlag, Stuttgart 2004
Die Autorin zeigt an vielen praktischen Beispielen, wie die Ideen des modernen Zeitmanagements auch im Reitstall ihre Anwendung finden können. Damit die Freizeit nicht zum Stress gerät!

Tellington-Jones, Linda: **Die Persönlichkeit Ihres Pferdes**, Die Kunst, Charakter und Temperament Ihres Pferdes zu bestimmen und positiv zu beeinflussen. Kosmos Verlag, Stuttgart 2003
Dieses einzigartige und seit Jahren erfolgreiche Buch hat weltweit viele Pferdefreunde dazu inspiriert, Ihre Pferde mit ganz anderen Augen und neuem Interesse zu betrachten. Dabei geht es vor allem darum, die vielleicht noch unentdeckten Möglichkeiten und positiven Veranlagungen des Tieres zu erkennen und zu fördern.

Tellington-Jones, Linda: **TTEAM und TTouch für Pferde**, Der sanfte Weg zu Gesundheit, Leistung und Wohlbefinden. Kosmos Verlag, Stuttgart 2002
Das Praxisbuch beschreibt in übersichtlicher Form alle Tellington-TTouches und alle Übungen aus der TTEAM-Bodenarbeit. Da möchte man noch während des Lesens gleich in den Stall und seinem Pferd Gutes tun.

Vanhala, Pauli /Seppäla-Vanhala, Sini: **Die Pferde aus Juhola**, Tagebuch einer Pferdeherde. Kosmos Verlag, Stuttgart 2004
Hier wird ein Traum Wirklichkeit – der Traum vom Leben mit den eigenen Pferden: Die weiten Weiden und Wälder erstrecken sich bis zum Gutshof, die Tiere sind Teil des täglichen Lebens, aber auch zuverlässige und motivierte Reitpferde.

Welz, Heinz: **Entdecke den Horseman in dir**, Elf Schritte zu Gelassenheit und Sicherheit mit dem Pferd. Kosmos Verlag, Stuttgart 2003
Ein Horseman ist ein „Pferdemensch" durch und durch – einer, der versteht, wie Pferde denken und fühlen. Sein Umgang mit den Pferden ist kompetent, fair und verantwortungsvoll. Kommunikation und Einfühlungsvermögen sind der Schlüssel dazu. Hier lernen Sie die elf Schritte zur wahren Horsemanship und erziehen Ihr Pferd zu einem gelassenen und sicheren Partner.

Zumstein, Carlo: **Schamanismus**. Verlag Diederichs Kompakt, 2001

Nützliche Adressen

Ingwer und Kräuter:
Ingwer mit zertifiziertem Scharfstoffgehalt von ungefähr 2,5% (gemahlen 10 bis 12 Euro pro Kilo) z.B. von der Gewürzmühle Neumann/Herzfelde
Tel. 03 34 34 / 4 54 07,
www.neumann-gewuerze.de

Kräuter gibt es ebenfalls von Kräuter Kühne
www.kraeuter-kuehne.de
oder von Amarelo Ingredients / Saarburg, Tel. 0 65 01 / 18 05 51

Infos über Schüßler-Salze:
Biochemischer Bund Deutschlands e.V
Fax: 0 21 33 / 73 91 38
Email: biochemie@bbdnet-de
Internet: www.biochemie-net.de

Gesellschaft für ganzheitliche Tiermedizin Deutschlands mit deutschlandweitem Adressenverzeichnis: www.ggtm.de

Kinesiologie:
www.three-in-one-concepts.de

Akupunkt-Massage:
www.apm-penzel.com

Dr. Rosina Sonnenschmidt:
www.tierkinesiologie.com

TCM/Akupunktur:
Dr. med.vet. Christian Torp:
www.vetaku-torp.de

Schamanismus:
Jaqueline Kramer:
www.naturgefluester.ch

TTeam Deutschland/Schweiz
Bibi Degn
Hassel 4
D-57589 Pracht
Tel. 0 26 82 / 88 86
Fax 0 26 82 / 66 83
e-mail: gilde@tteam.de
www.tteam.de

TTeam Österreich
Martin Lasser
Spitalgasse 7
A-2549 Bad Vöslau/Gainfarn
Tel. 00 43 / (0)6 64 / 1 25 02 52
e-mail: tteam.office@aon.at
www.tteamoffice.at

TT.E.A.M.® News international, der sehr empfehlenswerte Newsletter mit Linda Tellington-Jones und aktuellen Informationen und Artikeln zu TTouch und TTEAM, erscheint 4 x im Jahr und kann über www.tteam.de bestellt werden.

Weitere Informationen zu den Autorinnen und Kursterminen in Deutschland, Österreich und Schweden erhalten Sie unter folgenden Adressen:

Karin Müller:
www.karin-mueller.com

Carola Lind: www.equibalance.se

www.pferde-bewusst-sein.com

Register